DE LA
TUMEUR BLANCHE
SOUS-ASTRAGALIENNE

PAR

LE DR CAMILLE DUPOND
Ancien Externe et ex-Interne suppléant des Hôpitaux de Lyon

LYON
A. REY, IMPRIMEUR DE LA FACULTÉ DE MÉDECINE
4, RUE GENTIL, 4
—
1895

DE LA

TUMEUR BLANCHE

SOUS-ASTRAGALIENNE

DE LA

TUMEUR BLANCHE

SOUS-ASTRAGALIENNE

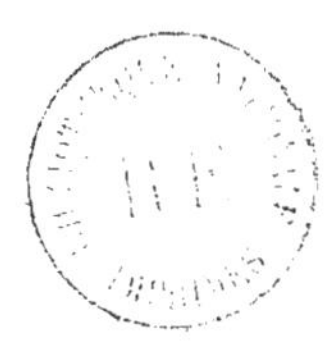

PAR

LE DR CAMILLE DUPOND

Ancien Externe et ex-Interne suppléant des Hôpitaux de Lyon

LYON

A. REY, IMPRIMEUR DE LA FACULTÉ DE MÉDECINE

4, RUE GENTIL, 4

1895

INTRODUCTION

Nous désignons sous le nom de *tumeur blanche sous-astragalienne* une localisation spéciale de la tuberculose, qui, ayant débuté par l'astragale, le calcanéum ou le scaphoïde, a envahi dans la suite, isolément ou simultanément, les articulations sous-astragaliennes antérieure et postérieure.

Les ostéo-arthrites des petits articles du tarse ont été le plus souvent englobées par les auteurs dans la masse des ostéites, au double point de vue clinique et thérapeutique. M. le professeur Ollier, cependant, dans le *Traité des résections*, note la fréquence assez grande de l'évolution des lésions calcanéennes ou astragaliennes du côté de l'interligne qui sépare ces deux os; il trace les indications et le manuel opératoire des différentes interventions auxquelles on peut avoir recours en présence de cette affection.

En 1877, le Dr Guyot, sous l'inspiration du professeur Gross, de Nancy, faisait la première tentative d'une étude clinique des localisations de la tuberculose aux petites articulations du tarse, dans une thèse sur les arthrites de la sous-astragalienne postérieure. Deux ans plus tard, un autre élève du Dr Gross, le Dr Rohmer, poursuivant l'idée du maître, complétait, dans un travail sur les empreintes plantaires, la description des signes pouvant servir à établir le diagnostic de l'ostéo-arthrite tuberculeuse sous-astragalienne postérieure.

En 1890, le Dr Audry, dans son excellente thèse, étudie les manifestations ostéo-articulaires de la tuberculose, « depuis les épiphyses inférieures du tibia et du péroné jusqu'aux phalanges inclusivement ». C'est là le premier travail d'ensemble et le plus complet sur la question. Néanmoins, l'étendue du sujet n'a pas permis à l'auteur d'insister suffisamment sur les formes des lésions sous-astragaliennes, sur leurs signes cliniques, ni sur les indications thérapeutiques spéciales qui sont la conséquence d'un diagnostic précis.

Enfin, les traités classiques que nous avons entre les mains se bornent à les mentionner, en indiquant l'étude de la douleur et des mouvements comme moyens de localisation.

A l'étranger, peu d'auteurs également s'en occupent:

Kœnig ne considère l'envahissement des sous-astragaliennes que dans son association avec les lésions de la tibio-tarsienne. Volkmann, Neuber, Münch admettent implicitement l'existence de ces lésions isolées, mais pour eux, tout l'intérêt de la tuberculose ostéo-articulaire vient de l'ostéite, et ils ne se préoccupent nullement des signes cliniques que peut donner l'infection de la synoviale.

Récemment, M. le professeur agrégé Gangolphe eut l'occasion d'étudier de nouveaux cas bien nets d'ostéo-arthrite tuberculeuse sous-astragalienne, dont il posa le diagnostic qui fut vérifié par l'opération.

C'est sous l'inspiration de cet excellent maître et encouragé par les conseils du professeur Ollier, que nous avons essayé de faire une étude à peu près complète de cette lésion, nous proposant surtout de faire ressortir l'existence de trois formes distinctes, la possibilité d'un diagnostic précis et les indications thérapeutiques spéciales qui sont la conséquence de l'envahissement articulaire.

Notre travail se divise en cinq chapitres :

Chapitre premier. — Etude anatomique de la région sous-astragalienne et aperçu anatomo-pathologique de l'évolution des lésions.

Chapitre II. — Description de trois formes cliniques de tumeur blanche sous-astragalienne :

Tumeur blanche sous-astragalienne double.
Tumeur blanche sous-astragalienne postérieure.
Tumeur blanche sous-astragalienne antérieure.

M. le professeur agrégé Gangolphe, chirurgien des Hôpitaux, nous a donné l'idée première de ce travail ; il nous a dirigé dans son exécution et c'est guidé par son expérience et ses conseils que nous avons pu le mener à bonne fin ; nous lui en exprimons notre plus vive reconnaissance. Il nous permettra d'ajouter que nous emportons du séjour que nous avons fait dans son service, comme interne suppléant, le souvenir d'un maître dont les leçons cliniques sont aussi estimées de ses élèves que sa bienveillance à leur égard.

M. le professeur Ollier a bien voulu s'intéresser à nos travaux, et l'honneur qu'il nous fait en acceptant la présidence de notre thèse, nous laisse pénétré envers lui des sentiments de la plus respectueuse gratitude.

Nous nous acquittons enfin d'un devoir agréable en adressant à nos maîtres dans les Hôpitaux nos remerciements les plus sincères pour la bienveillance qu'ils nous ont témoignée pendant notre externat et nos suppléances d'interne.

MM. les Drs Levrat, Pollosson, Rabot, Roques et Cordier voudront bien accepter l'hommage de notre reconnaissance.

DE LA

TUMEUR BLANCHE

SOUS-ASTRAGALIENNE

CHAPITRE PREMIER

Anatomie topographique.

On peut considérer la région sous-astragalienne comme une surface synoviale, divisée en deux parties nettement séparées au point de vue anatomique par un canal osseux, le sinus antérieur du tarse, où se loge un ligament très puissant. En arrière et un peu en dehors de ce ligament se trouve l'articulation calcanéo-astragalienne postérieure, parfaitement isolée; en dedans et en avant, l'articulation calcanéo-astragalienne antérieure, qui se continue sans ligne de démarcation avec l'astragalo scaphoïdienne.

Au point de vue pathologique, la distinction ne peut pas être aussi tranchée : le sinus du tarse, en effet, est occupé par du tissu cellulo adipeux assez abondant et le ligament interosseux que le Dr Audry compare justement à une sorte de pédicule vasculaire. Ce sont là des milieux très favorables au développement des fongosités tuberculeuses et qui servent souvent de trait d'union entre les deux articles. Il en résulte que la tuberculose peut occuper soit la loge antérieure, soit la loge postérieure et qu'après avoir débuté par l'une d'elles, elle envahit l'autre en suivant le trajet que nous venons d'indiquer.

Nous allons donner quelques détails anatomiques sur ces articulations, bornant notre description aux particularités qui peuvent nous être utiles.

Articulation astragalo-calcanéenne postérieure.

C'est une arthrodie, ou plutôt pour M. Poirier, une trochoïde. Les facettes articulaires sont des segments de cylindre, creux pour l'astragale, pleins pour le calcanéum, de contour ovalaire, à grand axe transversal et de 3 centimètres de rayon environ. L'inclinaison de l'articulation est de 25 à 30 degrés sur l'axe antéro-postérieur du pied.

Les cartilages ont environ 2 millimètres d'épaisseur.

Une capsule très mince et trois ligaments forment ses moyens d'union : un ligament externe faible, un postérieur plus fort et un interosseux. Ce dernier, logé dans les rainures creusées sur l'astragale et le calcanéum est extrêmement solide et commun aux deux articulations, antérieure et postérieure. Il est formé de trousseaux fibreux en lamelles séparées par du tissu adipeux : M. Poirier le compare à « une double haie fibreuse dont chaque feuillet confine à chacune des deux articulations astragalo-calcanéennee[1] ».

[1] Poirier, *Traité d'anatomie*, t. I, p. 707.

Quelquefois une petite bourse séreuse se rencontre entre ses deux parties, et M. Audry dans sa thèse le regarde comme « constituant une sorte de pédicule vasculaire suivant lequel filent volontiers les fongosités osseuses de l'astragale et du calcanéum. Il en résulte que les deux articulations peuvent facilement être envahies simultanément ». Ajoutons enfin qu'il est entouré d'un tissu cellulo-adipeux très propre à favoriser encore le développement des tissus tuberculeux.

Une synoviale propre et parfaitement isolée appartient à cette articulation. Elle déborde en avant et en arrière l'interligne articulaire. On l'a vue communiquer quelquefois avec le cul-de-sac postérieur de la tibio-tarsienne.

Rapports. — L'interligne astragalo-calcanéen postérieur est très superficiel dans sa partie externe et facilement accessible à la palpation à ce niveau. En arrière il est abrité par le tendon d'Achille ; en dedans il s'ouvre dans le sinus antérieur du tarse et est masqué par la petite apophyse du calcanéum, par conséquent inaccessible au doigt.

De nombreux tendons brident l'articulation. En arrière, nous rencontrons le tendon d'Achille avec une petite bourse séreuse et du tissu adipeux assez abondant, qui le séparent de l'os. En dedans et en arrière de la malléole se trouvent le jambier postérieur, le long fléchisseur commun et le fléchisseur propre du gros orteil, séparés par des cloisons fibreuses qui émanent du ligament annulaire interne, et pourvus chacun d'une bourse synoviale propre qui remonte plus ou moins haut. Entre les deux fléchisseurs existe une quatrième gaine pour les vaisseaux et le nerf tibial postérieur. En dehors, le long et le court péronier latéral glissent derrière la malléole et sont séparés l'un de l'autre par une expansion du ligament annulaire externe. Une bourse synoviale commune les accompagne jusqu'à 5 centimètres environ au dessus de la malléole et à 1 centimètre au-dessous.

Articulation astragalo-calcanéenne antérieure

Celle-ci, très nettement séparée de la postérieure par le sinus du tarse, se continue sans ligne de démarcation avec l'astragalo-scaphoïdienne et au point de vue pathologique ne peut pas en être séparée.

L'articulation astragalo-calcanéenne antérieure proprement dite est beaucoup plus petite que la postérieure, et se trouve sur un plan antérieur et interne par rapport à celle-ci. Les deux surfaces articulaires, très étroites d'arrière en avant et très allongées obliquement du bord interne vers la partie externe du pied, sont ordinairement subdivisées en deux facettes qui se réunissent en formant un angle rentrant pour le calcanéum, saillant pour l'astragale.

Elle n'a pas de ligaments propres. Elle est bridée en arrière et en dehors par le ligament interosseux qui lui est commun avec l'articulation postérieure, en dedans et en bas par le ligament astragalo-scaphoïdien inférieur. Une capsule fibreuse lui est commune avec l'articulation astragalo-scaphoïdienne ; de même la synoviale tapisse les deux articles.

L'interligne n'est accessible que dans sa partie interne

en avant de la petite apophyse calcanéenne : il n'a pas de connexion avec les gaines tendineuses.

Articulation astragalo-scaphoïdienne

C'est une enarthrose dont la cavité de réception est creusée sur la face postérieure du scaphoïde. La tête appartient à l'astragale et représente une surface oblongue à grand diamètre, obliquement dirigée de haut en bas et d'avant en arrière; elle se continue en bas avec la surface destinée à s'unir au calcanéum et un cartilage d'encroûtement la recouvre sans interruption. Cette tête est beaucoup trop volumineuse pour la cavité de réception du scaphoïde, aussi la déborde-t-elle en bas et en dedans; à ce niveau se trouve un fibro-cartilage qui joue le rôle de ligament et qui complète l'articulation. Epais et très résistant, il forme un triangle dont la base répond au bord interne du pied et adhère aux fibres superficielles du ligament latéral interne de l'articulation tibio-tarsienne, et dont le sommet dirigé en dehors, répond au point de rencontre du scaphoïde et du cuboïde. En avant, il se fixe au scaphoïde, en arrière à la petite apophyse du calcanéum[1]. Un ligament astragalo-scaphoïdien peu résistant est en outre étendu d'un os à l'autre à la partie supérieure.

La synoviale, nous l'avons vu, communique avec celle de l'articulation astragalo-calcanéenne antérieure.

[1] Tillaux, *Anatomie topographique*, p. 1069.

Rapports. — Cet interligne fait partie de l'articulation de Chopart ; il est facilement accessible au doigt dans presque toute son étendue : sa face interne seule échappe aux recherches.

MOUVEMENTS. — Les phénomènes douloureux que l'on provoque par les mouvements du pied nous aideront souvent à localiser la tumeur blanche sous-astragalienne, il importe donc de bien connaître le rôle que jouent dans leur production les articulations astragalo-calcanéennes et scaphoïdo-astragalienne.

La flexion et l'extension se passent uniquement dans la tibio-tarsienne; nous ne nous y arrêterons pas. L'adduction, la rotation autour d'un axe horizontal se répartissent au contraire entre les diverses articulations du tarse et méritent de fixer notre attention. Pour M. Poirier, il existe surtout des mouvements de glissement entre les deux surfaces cylindriques de ces articulations et ces mouvements se feraient en sens inverse l'un de l'autre ; c'est-à-dire que si, l'astragale étant fixé, on porte la pointe du pied en dedans, le calcanéum glissera sur l'astragale de dehors en dedans au niveau de l'articulation antérieure, et de dedans en dehors au niveau de l'articulation postérieure. Il admet aussi la possibilité de la torsion en dedans ou en dehors, mais tous ces mouvements restent toujours peu étendus à cause des nombreux ligaments qui maintiennent ces os en place.

Pour Tillaux les articulations astragalo-calcanéennes sont très mobiles, elles exécutent des mouvements d'adduction, d'abduction et de rotation. Le Dr Guyot place dans l'articulation postérieure le siège principal de la torsion autour d'un axe antéro-postérieur.

Nous croyons utile de distinguer avec le Dr Audry, deux sortes de mouvements, ceux d'adduction et d'abduction qui se passent surtout dans les sous-astragaliennes, et ceux de rotation autour d'un axe antéro-postérieur qui ont pour siège principal l'articulation médio-tarsienne (l'astragalo-scaphoïdienne en particulier). On peut appeler encore les premiers mouvements de latéralité du pied, les seconds mouvements de torsion.

Anatomie pathologique.

Nous laisserons complètement de côté tout ce qui concerne l'anatomie pathologique de la tuberculose ostéo-articulaire en général, de même que l'histologie des tissus tuberculeux et la bactériologie. Nous voulons surtout faire ressortir l'existence incontestable de la tumeur blanche sous-astragalienne, montrer comment les ostéites du calcanéum, de l'astragale ou du scaphoïde peuvent la produire et dire quelques mots enfin des lésions les plus fréquentes qui l'accompagnent. Si nous n'avons pas cherché à établir par une statistique la fréquence relative de cette affection par rapport aux autres tuberculoses du pied, ou de ses différentes formes entre elles, c'est que les cas réunis n'étaient pas en nombre suffisant pour avoir quelque valeur, que, d'autre part, la lésion a bien pu n'être pas toujours diagnostiquée. Nous nous contenterons donc de dire que, tout en n'étant pas très fréquente, la tumeur blanche sous-astragalienne à l'état isolé est une entité bien nette. M. le professeur Ollier dans son *Traité des résections* en parle à plusieurs reprises, indiquant tout spécialement la tendance qu'ont parfois les ostéites du calcanéum à évoluer vers l'interligne sous-astragalien; il cite une observation typique de ces faits et décrit plusieurs interventions destinées à combattre ces localisations spéciales de la tuberculose. M. Audry, dans sa thèse, en rapporte 11 observations sur 134 cas de lésions du pied. Nous avons choisi les plus caractéristiques au point de vue clinique parmi ces dernières et nous en avons ajouté quelques nouvelles prises également à la clinique du professeur Ollier ou qui nous ont été données par M. le professeur agrégé Gangolphe.

Leur étude nous a permis de distinguer trois formes de tumeur blanche sous-astragalienne suivant la répartition du processus.

a) *Une tumeur blanche double*, dans laquelle les deux articulations astragalo-calcanéennes et l'astragalo-scaphoïdienne sont envahies ainsi que le sinus du tarse par les fongosités.

b) *Une tumeur blanche postérieure isolée*, où l'article postérieur seul est atteint, avec ou sans lésion du sinus antérieur.

c) *Une tumeur blanche antérieure* qui s'accompagne fatalement de tuberculose de l'articulation astragalo-scaphoïdienne et parfois de fongosités du sinus antérieur.

Le point de départ peut être osseux ou synovial; mais disons-le de suite, le début par la synoviale est excessivement rare, et si on peut l'admettre avec Kœnig pour la tibio-tarsienne, à la suite d'entorse ou de traumatisme, nous sommes complètement de l'avis du Dr Audry quand il nous dit qu'il paraît bien rare pour la sous-astragalienne. Le Dr Guyot en rapporte un exemple contrôlé par l'anatomie pathologique, mais le cas reste isolé. Presque toujours donc, le début est osseux, calcanéen, astragalien, ou plus rarement scaphoïdien. Nous allons étudier la marche que suit la tuberculose partie de ces différents os et indiquer les formes auxquelles cette marche donne le plus souvent naissance.

Calcanéum. — Le calcanéum est de tous les os du tarse le plus fréquemment atteint par la tuberculose ; les statistiques de MM. Audry et Mondan ne laissent aucun doute à ce sujet et concordent du reste avec celles de la plupart des chirurgiens. La lésion peut rester cantonnée à l'os, donner des abcès qui viendront s'ouvrir sur les côtés du talon, mais « parfois, nous dit le Dr Audry, l'infiltration s'opère surtout dans les couches supérieures du calcanéum et vient s'épanouir dans les sous-astragaliennes ». C'est bien là en effet, un des modes d'évolution que nous retrouvons le plus souvent chez nos malades, et suivant que le point d'ostéite primitif occupera le corps de l'os ou sa petite apophyse, il pourra donner naissance à une tumeur blanche antérieure ou postérieure, isolée au début, mais susceptible d'envahir les deux articles à la fois ultérieurement.

Astragale. — L'astragale vient en seconde ligne dans les statisisques des localisations de la tuberculose; le plus souvent, il est vrai, c'est du côté de la tibio-tarsienne que se dirige le processus, tandis que la région sous-astragalienne reste indemne, mais la marche inverse peut se produire, et plusieurs de nos observations se rapportent à des cas où l'astragale ayant été le foyer primitif, les sous-astragaliennes étaient envahies, la tibio-tarsienne libre. Comme dans le cas de début par le calcanéum, on pourra voir se produire les deux formes isolées, suivant que la tête ou le corps de l'os auront été primitivement atteints, et plus tard la forme double

Scaphoïde. — Le scaphoïde est bien plus rarement le premier infecté et le point de départ de l'une des formes de la tumeur blanche sous-astragalienne. Une fois cependant un foyer tuberculeux de cet os s'était ouvert dans l'articulation astragalo-calcanéenne antérieure et l'astragale lui-même était lésé. Peut-être, si l'on n'était intervenu chirurgicalement, les lésions auraient-elles progressé encore et auraient-elles envahi l'article postérieur.

Les cas où des foyers de tuberculose se développent simultanément dans deux os voisins sont rares. Nous n'en avons pas observé, mais on conçoit que la chose soit possible et que l'astragale et le calcanéum, par exemple, puissent réunir leurs lésions au niveau de l'interligne.

Enfin, une fois la tumeur blanche sous-astragalienne constituée, les fongosités ou l'ostéite peuvent continuer leurs progrès et donner naissance à des localisations secondaires dont la plus importante et la plus fréquente est l'arthrite tibio-tarsienne. Ordinairement, c'est l'astragale lui même qui sert d'intermédiaire entre les deux articulations, mais l'envahissement peut aussi se faire le long des insertions de la synoviale ou par les fongosités développées dans le tissu conjonctif environnant.

Signalons encore, comme possible, mais beaucoup plus

rare, l'extension de la tuberculose au tarse antérieur, principalement à l'articulation calcanéo-cuboïdienne.

Gaines. — Une particularité intéressante est l'envahissement des gaines tendineuses de la région (péroniers latéraux et fléchisseurs.) « La contamination des gaines tendineuses à la suite de tuberculose osseuse, nous dit M. Gangolphe, est assez fréquente. Les gaines des fléchisseurs au poignet, celles des péroniers et des tendons internes du cou de pied nous offrent des exemples d'une telle propagation. A vrai dire, dans les lésions avancées, il peut être difficile de savoir laquelle des deux affections a été primitive. Un caractère anatomique et clinique des synovites secondaires peut permettre de les différencier des synovites tendineuses primitives. Habituellement, les synoviales tendineuses, primitivement atteintes par la tuberculose, appartiennent à un même groupe anatomique tandis que si un foyer osseux est en cause, le processus d'envahissement peut s'effectuer indistinctement dans n'importe quel sens et atteindre des gaines tendineuses plus ou moins éloignées les unes des autres, n'appartenant pas à la même région anatomique. »

Les fongosités abondent dans les gaines, mais le tendon est en général respecté : il reste indemne au milieu de la gangue qui l'entoure. Au moment de l'opération, il sera nécessaire de faire des incisions complémentaires pour aller à la recherche de ces produits tuberculeux et on les extirpera avec précaution pour ne pas s'exposer à couper le tendon.

L'adénite inguinale est la règle, un de nos malades présentait même une lymphangite de tout le membre inférieur avec ulcérations de distance en distance jusqu'au pli de l'aine. L'infection du système lymphatique dans les lésions osseuses a été l'objet de travaux du professeur agrégé Gangolphe, sur lesquels nous aurons à revenir ; nous la retrouvons d'une façon constante dans la tumeur blanche sous-astragalienne.

Les ganglions sont augmentés de volume, durs et non douloureux, rarement caséeux.

Leur extirpation n'est ordinairement pas indiquée, le traitement général en effet agit très bien sur leur lésion.

CHAPITRE II

Symptômes.

Aux trois localisations anatomo-pathologiques correspondent trois formes cliniques de tumeur blanche sous-astragalienne, la forme double, la forme antérieure et la forme postérieure. Toutes reconnaissent une étiologie identique, assez souvent obscure d'ailleurs. L'hérédité, la misère, le surmenage, les antécédents personnels sont des causes prédisposantes générales de la tuberculose, sur lesquelles nous n'insisterons pas, mais nous ne saurions passer sous silence le traumatisme qui est souvent noté au début de l'affection. Dans un grand nombre de nos observations, le malade s'est tordu le pied ou s'est fait une entorse vraie et, à la suite de cet accident, il a toujours éprouvé de la douleur, de la gêne dans la marche, en même temps que le gonflement survenu après cette foulure n'a jamais disparu complètement. Le professeur Ollier a beaucoup insisté, dans ses ouvrages, sur les entorses juxta-épiphysaires comme causes directes de la localisation du bacille de Koch, et c'est là certainement une des raisons de la fréquence des ostéites du calcanéum ; mais le traumatisme ici ne limite pas son action au tissu osseux, les synoviales sont aussi atteintes. Dans la torsion du pied, par abduction ou par adduction, les sous-astragaliennes sont les plus intéressées et, par suite, très exposées à la contagion d'une lésion qui aura débuté par l'un des os voisins. Nous nous sommes expliqué déjà sur l'extrême rareté d'une forme synoviale primitive et nous avons conclu que presque toujours la période initiale était une ostéite, nous n'y reviendrons pas.

Période initiale. Modes de début. — L'ostéo-tuberculose peut rester latente pendant un temps assez long : rien d'anormal ne trahit sa présence, le malade travaille et marche sans en éprouver ni douleur, ni gêne des fonctions du pied : puis brusquement, à l'occasion d'un exercice exagéré, d'un coup ou d'une entorse, surviennent du gonflement assez considérable, des souffrances très vives, tout un ensemble de symptômes qui, par leur acuité, peuvent en imposer pour une entorse véritable et condamnent le malade au repos absolu. Après des traitements variés (immobilisation, teinture d'iode, frictions, cataplasmes, pommades, etc.), les phénomènes intenses du début s'amendent, sans toutefois disparaître complètement ; on croit à l'approche de la guérison ; mais la reprise du travail fait réapparaître le gonflement et les douleurs ; les lésions tuberculeuses reprennent alors leur évolution avec leur marche caractéristique, lente et progressive.

Dans d'autres cas, on n'a pas cette allure rapide et ce début brusque : sans cause appréciable, la douleur s'installe assez vague et mal limitée, précédant de quelque temps les phénomènes objectifs ; elle gêne la marche, sans la rendre impossible, et s'accroît avec elle, puis surviennent le gonflement, très faible d'abord et bien localisé, en dernier lieu l'immobilité de la région, les abcès, les fistules, etc.

Ce n'est que progressivement, lentement, parfois avec des rémissions, des périodes d'accalmie et d'aggravation, que la lésion arrive à se constituer et à donner un ensemble de symptômes distinctifs.

L'étude de la forme double nous permet de les grouper tous, c'est par elle que nous commencerons, nous réservant d'indiquer ensuite quels sont les signes cliniques qui appartiennent en propre aux deux autres localisations de la tuberculose.

Tumeur blanche sous-astragalienne double.

Douleur. — La douleur est le premier phénomène accusé par le malade et nous avons déjà noté qu'elle se présente au début de l'affection avec tous les caractères qu'elle revêt dans l'ostéo-tuberculose. Son évolution est sourde et insidieuse, elle précède les phénomènes objectifs, elle s'accroît par l'exercice, et devient intense surtout au moment de l'envahissement articulaire.

A la période d'état, c'est elle qui nous renseignera sur l'étendue et le siège exact du processus tuberculeux ; il est de la plus haute importance de la rechercher méthodiquement par la pression digitale et les mouvements ; « nettement et constamment localisés aux mêmes points, la douleur est un signe de grande valeur ; le siège, l'étendue de l'altération peuvent être approximativement appréciés ; l'origine osseuse d'une arthrite fongueuse est ainsi mise en évidence[1] ».

A la partie interne du pied, elle se montre très vive si l'on appuie le doigt sur le trajet d'une ligne passant un peu au-dessous de la pointe de la malléole tibiale et le tubercule du scaphoïde ; en arrière, elle se prolonge en contournant le talon suivant un plan horizontal passant par cette ligne. En dehors, on la retrouve, très accusée, au-dessous de la malléole péronière et en arrière d'elle, au niveau de l'interligne astragalo-calcanéen, qui est très superficiel dans cette région ; elle remonte un peu sur le cou de pied, vers le sinus antérieur du tarse et se prolonge jusqu'à la tête de l'astragale ; elle est ordinairement peu accusée du côté de la voûte, et nulle, d'autre part, au niveau de l'interligne articulaire tibio-tarsien, ce qui témoigne de l'intégrité de cette articulation. La pression peut enfin déceler d'autres points douloureux, disséminés sur le calcanéum et l'astragale, ils correspondent à des foyers d'ostéite superficielle et renseigneront parfois sur l'origine de l'affection.

Au repos, la douleur disparaît ou du moins est très atténuée en règle générale, cependant on l'a vue persister, être continue ou intermittente sous forme d'élancements, quelquefois prendre le type nocturne. La marche

[1] Gangolphe, *Traité des maladies parasitaires et infectieuses des os*, p. 250.

la rend très vive, le malade est condamné à l'immobilité la plus absolue.

M. le professeur agrégé Gangolphe assigne à ce symptôme « douleur » un autre caractère des plus importants qu'il a constamment retrouvé dans les tumeurs blanches sous-astragaliennes, c'est sa manifestation par les chocs sur le talon. En percutant sur la partie postérieure et inférieure du talon, on détermine une sensation profonde très vivement ressentie par le malade, qu'on ne peut rapporter qu'à la transmission du traumatisme aux surfaces lésées, par la tige osseuse du calcanéum. Il importe de faire remarquer que ce phénomène se produit également dans les lésions de la tibio-tarsienne ; mais, en l'absence de ces dernières, il acquiert une grande valeur diagnostique.

Mouvements. — Nous avons étudié en anatomie les différents mouvements qui se passent dans les sous-astragaliennes, et nous avons considéré l'articulation astragalo-scaphoïdienne comme étant le siège principal de la torsion, tandis que les articulations astragalo-calcanéennes prenaient la plus grande part à l'adduction et à l'abduction du pied. Dans la forme double de tumeur blanche, tous ces mouvements sont douloureux et avec une intensité à peu près égale. Si l'on porte la pointe du pied en dedans ou en dehors, ou si l'on veut lui faire exécuter un mouvement de rotation autour d'un axe antéro-postérieur, le moindre déplacement obtenu arrache des cris au malade ; il en résulte une immobilité complète de la région du tarse postérieur.

La flexion et l'extension du pied sur la jambe se font au contraire avec la plus grande facilité, sans gêne aucune pour le malade. On conçoit que ce contraste frappant constitue un des meilleurs signes de la localisation des lésions à la région sous-astragalienne et permette, quand il s'accompagne de l'ensemble symptomatique que nous décrivons, de poser un diagnostic certain.

On cherchera enfin à apprécier les différences d'intensité de la douleur dans la torsion ou les mouvements de latéralité ; différences souvent importantes à connaître, car nous verrons plus loin que la torsion surtout est douloureuse dans la tumeur blanche sous-astragalienne antérieure, tandis que l'adduction et l'abduction donnent un maximum de souffrances dans la forme postérieure isolée ; que dans cette dernière enfin, si l'on immobilise l'astragale et le calcanéum, la torsion reste indolore.

Gonflement. — Le gonflement peut apparaître avec la douleur, ou, quelque temps après elle, être brusque et considérable d'emblée ou léger et progressif. Ses causes habituelles sont d'une part les abcès ossifluents, de l'autre la transformation fongueuse des synoviales et du tissu conjonctif environnant, très rarement l'hyperostose ; sa consistance varie de l'induration presque scléreuse à la fluctuation vraie ou fausse : à son niveau, la peau reste assez longtemps indemne, blanche, luisante et amincie par la distension ; en dernier lieu elle se trouve envahie de la profondeur à la surface et finalement ulcérée, laissant une fistule par où s'écoule un pus caractéristique, et dont les bords se recouvrent de fongosités ou de granulations.

Le siège et le mode de développement de ce gonflement sont plus intéressants pour nous ; ils peuvent parfois nous fournir d'utiles indications sur la localisation de la tuberculose. Il débute et il est toujours plus accentué dans les fossettes rétro-malléolaires externe et interne, où la synoviale astragalo-calcanéenne postérieure déborde l'articulation, et se laisse rapidement distendre. Toute cette région, qui occupe un peu au-dessus du talon les côtés du tendon d'Achille est considérablemnnt augmentée de volume; de là, le gonflement s'avance progressivement sur le bord interne du pied jusqu'au tubercule du scaphoïde; il s'étend parfois en bas, du côté de la voûte plantaire qu'il contourne pour se porter en dehors et sur le dos du pied, le long du sinus antérieur du tarse et vers la région de la tête de l'astragale. Il résulte de cette disposition un aspect assèz caractéristique; tout le tarse postérieur est volumineux et présente une forme globuleuse au lieu des nombreuses dépressions que l'on y trouve à l'état normal, tandis que l'articulation tibio-tarsienne et le tarse antérieur sont ordinairement respectés.

Chez plusieurs de nos malades, dont les gaines tendineuses étaient envahies, on voyait le gonflement remonter en longs fuseaux le long de la jambe à sa partie postérieure : nous reviendrons sur ces lésions qui sont sous la dépendance de l'ostéite primitive. Dans certains cas, la tuberculose débute par l'articulation astragalo-calcanéenne antérieure ou par l'astragalo-scaphoïdienne pour se propager ensuite par le sinus du tarse jusqu'à l'article postérieur, on conçoit alors que le gonflement suive une marche inverse et commence au niveau de la tête de l'astragale sur le bord interne et le dos du pied; mais c'est là l'exception. La tumeur blanche sous-astragalienne antérieure est particulièrement gênante et douloureuse pour le malade et l'amène le plus souvent à l'hôpital avant que les désordres aient pris une plus grande extension. Nous n'avons trouvé dans nos observations aucun exemple de cette propagation.

Enfin, le gonflement, lorsqu'il siège au niveau de l'articulation tibio-tarsienne peut reconnaître pour cause, soit un peu d'hydarthrose, soit des lésions nettement tuberculeuses; il doit être recherché avec soin, car alors il nécessite chez l'adulte une intervention faite d'emblée.

Abcès et fistules. — Souvent on note la présence d'abcès et de fistules, quelquefois dès le début de l'affection, suivant de très près les premières manifestations douloureuses, quelquefois au contraire après un laps de temps considérable. Ils peuvent être uniques ou multiples, et siègent de préférence dans les fossettes rétro-malléolaires où ils viennent s'ouvrir sur les côtés du tendon d'Achile. Lorsque la lésion est prédominante ou a débuté dans la région astragalo-calcanéo-scaphoïdienne, ils se forment sur le bord interne du pied où ils masquent la saillie du scaphoïde et la tête de l'astragale. On les rencontre enfin plus rarement au niveau du sinus du tarse. A la voûte, les plans musculo-fibreux sont trop nombreux et trop résistants, le pus n'a aucune tendance à se diriger de ce côté.

Leur point de départ est presque toujours l'ostéite : la fistule à laquelle ils donnent naissance mène sur un os nécrosé, (astrale, calcanéum ou scaphoïde) et peut donner d'utiles renseignements sur l'origine des lésions ; dans certains cas cependant, on les a vus provenir du ramollissement des fongosités intra-synoviales, et dans une observation du Dr Guyot, on pénétrait avec le stylet dans l'interligne articulaire.

La marche de ces collections, les caractères de leurs

sécrétions, l'aspect de leurs orifices fistuleux sont trop connus pour que nous ayons besoin de les rappeler ; ils ne présentent ici rien de particulier.

Envahissement des gaines. — Quatre de nos malades ont présenté des synovites fongueuses des gaines tendineuses de la région. Ce sont surtout celles des péroniers latéraux des fléchisseurs communs et propre du gros orteil, quelquefois celle du tendon d'Achille qui sont le siège de ces envahissements. Les fongosités qui les bourrent, dessinent alors ces gaines « comme le ferait une injection », et le gonflement fusiforme qui en résulte remonte parfois à une assez grande distance, jusqu'à 10 et même 15 centimètres au-dessus des malléoles.

Par elles-mêmes, ces synovites ne gênent guère le fonctionnement du membre, le tendon restant intact au milieu de sa gangue tuberculeuse, mais elles peuvent en imposer pour une affection isolée et masquer la lésion osseuse. Nous avons déjà attiré l'attention dans notre chapitre d'anatomie pathologique sur l'envahissement des gaines tendineuses voisines des foyers d'ostéo-tuberculose, et nous avons fait connaître les caractères que M. Gangolphe assigne à ces synovites secondaires pour les distinguer des formes primitives. Nous rappellerons seulement que les tendons qui longent les articulations sous-astragaliennes ont leurs bourses synoviales parfaitement séparées les unes des autres. La présence de fongosités dans l'un de ces groupes (celui des péroniers ou celui des fléchisseurs) doit donc immédiatement provoquer des recherches du côté des os et des articulations de la région, Chez un de nos malades, M. Gangolphe se basant sur ces caractères qu'il avait fait connaître, put rapporter à sa véritable origine (une tumeur blanche sous-astragalienne) une synovite regardée et traitée par d'autres comme primitive.

Adénopathie. — On trouve presque toujours des ganglions inguinaux augmentés de volume, durs, mais non douloureux, exceptionnellement caséeux ; nous avons déjà noté qu'un de nos malades était porteur d'une lymphangite de tout le membre inférieur avec ulcérations tuberculeuses de distance en distance. Ces faits viennent à l'appui des idées de notre maître, M. Gangolphe, sur l'infection du système lymphatique dans les lésions osseuses ; vivement contestées en 1883, époque à laquelle parut son mémoire sur cette question, elles ont été depuis admises et contrôlées par la plupart des chirurgiens : nous ne faisons qu'en rapporter de nouveaux exemples.

Démarche, attitude, empreintes. — La démarche n'a rien de caractéristique ; elle se fait en boitant et le malade évite autant que possible de faire porter le poids de son corps sur le pied malade. Au lit, la position du pied est presque toujours déviée de la normale, mais sans règle fixe : cependant l'adduction avec un peu d'équinisme semble plus fréquente que l'abduction.

Le Dr Rohmer, de Nancy, dans sa thèse en 1879, a étudié les empreintes données par les affections du pied et, pour lui, dans l'arthrite sous-astragalienne postérieure, on aurait toujours de l'adduction forcée avec diminution très sensible de la partie moyenne de la plante sur le graphique. Ces données, résultant d'expériences sur le cadavre et d'observations cliniques, viennent compléter l'étude qu'avait faite de cette affection le Dr Guyot, et peuvent, dit-il, contribuer à faciliter le diagnostic. Malheureusement, le Dr Rohmer ne nous renseigne pas sur le cas où les deux sous-astragaliennes sont prises, non plus que sur celui où l'articulation astragalo-calcanéo-scaphoïdienne serait seule lésée : chez nos malades, les empreintes n'ont pas été relevées, et nous ne pouvons fournir aucune indication ; il semble cependant que l'on puisse tirer parti de leur étude au point de vue diagnostique, et M. le Dr Gangolphe s'occupe actuellement d'un travail d'ensemble sur cette question.

Tels sont les signes cliniques que nous ont présentés les malades atteints de tumeur blanche sous-astragalienne double. Nous retrouvons dans les lésions isolées de chaque article un ensemble de symptômes à peu près identiques ; ils ne diffèrent que par leur siège et leur étendue ; c'est d'ailleurs de ces modifications qu'ils tirent toute leur importance, on devra apporter un soin minutieux à les apprécier.

Tumeur blanche sous-astragalienne postérieure.

Le gonflement occupe ici les fossettes rétro-et sous-malléolaires, et il est beaucoup plus accusé sur la face externe du talon d'où il s'allonge sur le dos du pied en suivant le sinus antérieur du tarse ; à la face interne, il est bien moins prononcé, et toute la région de la tête de l'astragale est respectée. La douleur à la pression offre des limites également plus restreintes ; très accusée au-dessous et en arrière de la malléole péronière où l'interligne astragalo-calcanéen est très superficiel et laisse déborder largement sa synoviale, elle est parfois moins nette au-dessous de la malléole tibiale et nulle dans la région astragalo-calcanéo-scaphoïdienne. On la retrouve enfin par les chocs sur le talon et les mouvements ; mais tandis que l'adduction et l'abduction font ressentir de vives souffrances au malade, la torsion de l'avant-pied est presque indolore si l'on immobilise l'astragale. Les abcès et les fistules ont leur siège de prédilection en arrière de la pointe des malléoles, immédiatement sur les côtés du tendon d'Achille, quelquefois sur le dos du pied, au niveau du sinus, lorsque celui-ci est envahi. On peut observer dans cette forme l'envahissement des gaines, et enfin, d'après le Dr Rohmer, l'empreinte plantaire accuserait de l'adduction forcée du pied avec diminution sensible de la voûte.

Tumeur blanche sous-astragalienne antérieure.

Nous avons fait remarquer à plusieurs reprises que les lésions de l'articulation astragalo-calcanéenne antérieure étaient toujours associées à celles de l'articulation astragalo-scaphoïdienne par suite de la communauté de la synoviale. Les signes cliniques sont de ce fait tous groupés autour de la tête de l'astragale sur un espace qui s'étend verticalement du milieu de la face dorsale du tarse jusqu'à la partie moyenne de la voûte en passant par le bord interne du pied, et d'avant en arrière du tubercule du scaphoïde au bord antérieur de la malléole tibiale. Le gonflement, il est vrai, peut dépasser ces limites, mais son maximum occupe cette région et c'est là que les abcès peuvent prendre naissance. La douleur à la pression reste confinée à cette région, dont elle ne s'écarte que dans les cas d'envahissement secondaire du sinus du tarse. Les mouvements de torsion sont surtout douloureux.

L'adduction, l'abduction provoquent aussi des souffrances, mais moins vivement ressenties par le malade. Les fistules enfin viennent se produire sur le bord interne du pied et conduisent le stylet sur la tête de l'astragale, plus rarement sur le scaphoïde ou la petite apophyse du calcanéum.

Nous n'avons pas rencontré de synovites dans cette forme.

Lésions associées. Envahissements secondaires.

La tuberculose primitive des os du tarse postérieur et des articulations sous-astragaliennes a une tendance assez marquée à rester confinée à cette région, sans doute, comme nous l'indique le professeur Ollier, à cause du volume de ces os et de l'isolement des synoviales. Cependant ces barrières ne sont pas infranchissables et c'est de préférence vers la tibio-tarsienne que les lésions évoluent avec le plus de rapidité, si l'on n'intervient. Plus rarement l'ostéite ou les fongosités se portent vers l'avant-pied, et parmi les premières infectées dans ce cas, se trouve l'articulation calcanéo-cuboïdienne. Nous nous occuperons, au chapitre du diagnostic, des signes qui permettent de reconnaître ces envahissements.

On retrouve bien plus souvent en clinique une marche inverse, c'est-à-dire une tumeur blanche tibio-tarsienne primitive et des lésions sous-astragaliennes secondaires.

Quant aux localisations pulmonaires concomitantes,

elles sont plus rares chez le sujet jeune : la diffusion des bacilles est peut-être alors arrêtée par les ganglions, jouant le rôle de barrières que leur assignent certains auteurs, si toutefois, comme le dit M. le Dr Gangolphe, ils ne sont pas plutôt des réservoirs qui ne font que retarder la généralisation. L'adulte présente plus fréquemment des sommets malades avec des lésions sous-astragaliennes bien limitées.

Enfin chez quelques sujets, nous avons trouvé comme lésions concomitantes de la tuberculose cutanée, la coxalgie, des adénites. Ces manifestations simultanées sont sous la dépendance des mêmes causes générales, elles se produisent sans règle, et nous ne croyons devoir tirer aucune conclusion de leur association ; au point de vue thérapeutique seul elles nous intéressent, mais nul ne conteste actuellement l'utilité de supprimer un foyer de tuberculose, même chez un individu qui présente des phénomènes d'infection viscérale.

Par sa marche lente et progressive, la tumeur blanche sous-astragalienne ressemble aux autres formes de l'ostéo-tuberculose et le seul moyen de l'arrêter est l'intervention chirurgicale, qu'il s'agisse d'une opération typique et radicale ou d'opérations palliatives et partielles.

CHAPITRE III

Diagnostic.

Il nous faut tout d'abord différencier les lésions tuberculeuses de quelques affections qui peuvent les simuler, puis nous mettrons en relief les signes distinctifs qui permettent de les localiser.

La *tarsalgie des adolescents* par son étiologie, la déformation de la voûte plantaire, l'absence du gonflement, les caractères propres de la douleur et enfin par son évolution ne permet guère la confusion; nous en dirons autant des *pieds plats congénitaux*.

Le *pied plat tabétique*, lorsqu'il se manifeste au début même de l'ataxie, pourrait à première vue induire en erreur ; cependant son indolence, la déformation purement osseuse du pied, sans lésion des parties molles, puis l'apparition des grands signes du tabès, qui ne peuvent guère se faire attendre, mettront fatalement sur la voie.

Le *rhumatisme aigu* peut provoquer des arthrites des

petites articulations du tarse, surtout dans sa forme blennorragique ; mais elles se reconnaîtront à la réaction inflammatoire locale plus vive, à l'état général, à l'élévation de la température, aux antécédents et à la marche des accidents.

Le *rhumatisme chronique déformant* a une prédilection pour les petites articulations du pied et des mains ; il se manifeste assez souvent par des crises douloureuses accompagnées de tuméfaction passagère. Au moment de ces crises, il serait possible de se méprendre sur la nature de l'affection ; c'est leur brusque apparition chez un rhumatisant avéré, la disparition rapide du gonflement laissant une déformation caractéristique, c'est encore la symétrie habituelle des lésions, leur marche progressive et lente qui établiront le diagnostic.

Les *altérations infectieuses, ostéomyélitiques* du tarse postérieur, du calcanéum en particulier, ont presque toujours une allure très aiguë, des symptômes généraux très intenses, un état local franchement inflammatoire qui n'égareront pas le chirurgien.

Quant aux formes lentes, subaiguës, chroniques d'emblée, leur existence ne paraît pas absolument démontrée. Notre maître, le Dr Gangolphe, affirme n'avoir jamais rencontré d'ostéomyélites chroniques d'emblée dans les os courts du tarse ; les cas qui en ont été rapportés doivent être rattachés à la tuberculose et souvent d'ailleurs les sujets qui en étaient porteurs ont présenté plus tard des manifestations nettement tuberculeuses, de la granulie même.

Les *entorses sous-astragaliennes et médio-tarsiennes*, par les douleurs et le gonflement qu'elles provoquent, prêtent fréquemment à la confusion avec les formes de tuberculose à début brusque et à allures rapides que nous avons signalées. Il serait imprudent dans ces cas de poser un diagnostic après un premier examen : on devra attendre que le repos, l'immobilisation aient calmé l'acuité des premiers symptômes et on se basera sur leur disparition rapide, ou leur persistance, sur la marche ultérieure des lésions pour se prononcer. La même prudence doit être observée lorsqu'un traumatisme quelconque a provoqué des désordres osseux sur lesquels se sont greffées des infections secondaires, ou lorsque à sa suite se sont produits des épanchements articulaires lents à se résorber.

Le caractère tuberculeux de l'affection étant bien établi, il nous reste à examiner quels sont les symptômes qui permettent de la localiser à la région sous-astragalienne, et même de dire en présence de quelle forme de cette tumeur blanche on se trouve.

Tout d'abord, on doit se préoccuper de savoir si la tibio-tarsienne est envahie ou non. La liberté des mouvements de flexion et d'extension, l'absence de la douleur pendant ces mouvements ou par la pression au niveau de l'interligne, sont d'excellents signes qui permettent le plus souvent de ne pas hésiter. Mais il est des cas où, en l'absence de tout phénomène douloureux, on trouve un peu de gonflement mou de la région, et où le doigt perçoit de la fluctuation très nette; la synoviale contient déjà du liquide; les lésions de l'astragale ont retenti sur la grande articulation voisine et son envahissement par les fongosités est proche. Cette hydarthrose prémonitoire est un symptôme sur la signification duquel il ne faut pas se méprendre.

L'intégrité de la tibio-tarsienne reconnue, c'est à la fixité de la douleur à la pression en certains points, à l'étude des mouvements, au siège du gonflement, des abcès, et des fistules qu'on s'adressera pour préciser la localisation exacte de la tuberculose sous-astragalienne et dire si une seule ou les deux articulations sont lésées. Nous allons rappeler rapidement les particularités que présentent ces symptômes dans chaque forme.

Dans la tumeur blanche sous-astragalienne double, la douleur à la pression s'étend des fossettes rétro-malléolaires où elle est surtout accusée, jusqu'au niveau de la tête de l'astragale; elle est constante dans la région du sinus du tarse et sur le bord interne du pied jusqu'au tubercule du scaphoïde. Le gonflement occupe, en général, les mêmes régions, mais d'une façon très variable. Tous ces mouvements sont douloureux. La percussion sur le talon provoque de vives souffrances.

Dans la forme antérieure, la douleur, le gonflement occupent un espace limité en avant par le tubercule du scaphoïde, en arrière par le bord antérieur et la pointe de la malléole tibiale, sur le dos du pied et à la voûte par un plan vertical passant par le milieu du pied. Les autres régions sont respectées. Les mouvements sont tous douloureux, mais ceux de torsion surtout. Les abcès siègent sur le bord interne du pied ou empiètent surtout sur la voûte et leur trajet conduit sur la tête de l'astragale ou le scaphoïde, rarement sur le calcanéum.

Dans la forme postérieure, la douleur est très vive dans les fossettes rétro-malléolaires, au-dessous de la pointe des malléoles et surtout dans la région externe où l'interligne astragalo-calcanéen est plus accessible à la palpation. Elle se retrouve vers le sinus antérieur du tarse, mais d'une façon moins constante, elle se manifeste par des chocs sur le talon, tandis qu'elle respecte la région de la tête astragalienne et l'interligne tibio-tarsien. Les mouvements sont tous douloureux, ceux de latéralité du pied surtout. Les abcès se montrent de préférence sur les côtés du tendon d'Achille au-dessous des malléoles, parfois au niveau du sinus antérieur du tarse, les fistules conduisent sur l'astragale ou le calcanéum, quelquefois dans l'interligne astragalo-calcanéen. Enfin, d'après le Dr Rohmer, l'empreinte accuserait une attitude du pied en forte adduction avec diminution sensible de la voûte plantaire.

CHAPITRE I

Traitement.

Les lésions qui constituent les différentes formes de la tumeur blanche sous-astragalienne, leur siège nettement limité, la certitude du diagnostic basée sur des signes cliniques, qui sont propres à cette affection, nous conduisent à formuler des règles thérapeutiques spéciales, que nous trouvons déjà énoncées, il est vrai, dans les ouvrages du professeur Ollier et de ses élèves, mais que nous croyons cependant utile de grouper et de mettre en relief.

Le Dr Guyot, dans sa thèse en 1877, rapporte deux observations de tumeur blanche sous-astragalienne postérieure où l'on fut amené à pratiquer l'amputation de la jambe, mesure beaucoup trop radicale, nous dit-il, étant donné le siège et la limitation des lésions et il préconise comme traitement à lui appliquer toute une série de mesures que l'on emploiera successivement, l'immobilisation avec pointes de feu et traitement général : si l'on n'obtient aucun résultat, le curetage et la thermo-cautérisation ; enfin, si la lésion est encore rebelle, l'astragalectomie, suivie ou non de résections plus étendues. Le Dr Guyot se montre partisan de la méthode d'expectation au début, nous ne saurions l'adopter comme règle générale, car si elle donne de bons résultats chez l'enfant, et encore dans certains cas seulement, chez l'adulte elle est absolument impuissante.

Jusqu'en 1879, le professeur Ollier pratiqua différentes opérations dans ces tuberculoses sous-astragaliennes qui respectent l'articulation tibio-tarsienne : abrasion des surfaces astragalo-calcanéennes antérieure et postérieure, abrasion de chacune d'elles isolément, astragalectomie, et, c'est en s'appuyant sur les résultats obtenus qu'il arriva à formuler à cette époque des règles très précises, consignées dans divers chapitres du *Traité des résections*, et dans la thèse d'un de ses élèves, le Dr Audry.

Au dernier congrès de chirurgie, M. Ollier s'exprimait ainsi : « Ce n'est pas seulement quand l'articulation tibio-tarsienne a été le point de départ de la lésion, que je recommande l'astragalectomie, c'est aussi dans les tuberculoses, qui, ayant débuté par les articulations astragalo-calcanéennes ou scaphoïdo-astragalienne, ont retenti plus ou moins sur l'articulation tibio-tarsienne, et même dans toutes les tuberculoses anciennes des articulations sous-astragaliennes avec altération profonde du tissu de l'astragale sans retentissement apparent sur le cou de pied. » Plus loin il parle des beaux résultats de cette opération chez les enfants, au point de vue local comme au point de vue fonctionnel, et il termine en rappelant que les manifestations du début de la tuberculose guérissent parfaitement chez les jeunes sujets en laissant même parfois une articulation mobile.

En résumé, nous voyons qu'on avait d'abord opposé à cette ostéo-arthrite fongueuse une thérapeutique variable, sans règles bien précises; ce n'est qu'en 1879 que le professeur Ollier, après avoir lui-même hésité un certain temps, s'est déclaré partisan, de l'astragalectomie chez l'adulte, dans la majorité des cas et dans les lésions anciennes ou rebelles chez l'enfant; des opérations palliatives chez le sujet jeune seulement, au-dessous de quinze ans surtout.

Les statistiques de la clinique, publiées par MM. Mondan et Audry, ont établi l'excellence de l'astragalectomie dans la thérapeutique des tuberculoses du pied, au double point de vue local et fonctionnel; aucun chirurgien, d'ailleurs ne la conteste plus maintenant, nous n'entreprendrons donc pas d'en refaire une critique générale, mais seulement de mettre en relief les avantages qu'elle nous offre dans le traitement de la tuberculose sous-astragalienne, avantages qui en font l'intervention de choix. — On peut les résumer ainsi :

1° Elle supprime un os souvent malade, qui a été parfois le point de départ de la lésion et sur lequel les opérations conservatrices n'ont aucune chance de réussite;

2° Elle ouvre une large voie à l'exploration et aux opérations complémentaires parfois nécessaires, telles que curage, évidement, abrasion ou ablation d'os, tunnellisation, extirpation des fongosités que l'on pourra ainsi poursuivre dans tous les recoins du cou de pied.

3° Elle permet, dans le traitement ultérieur, d'agir

facilement, grâce au vide qu'elle a produit, sur de vastes surfaces autrefois lésées, qui peuvent devenir le siège de la reproduction de tissus tuberculeux, et elle permet de les détruire complètement.

On connaît la multiplicité des lésions possibles du tarse postérieur, on sait que dans la tumeur blanche sous-astragalienne, les foyers primitifs ou secondaires sont souvent disséminés dans les différents os qui forment ces articulations, on peut par là se rendre compte de l'utilité d'une opération qui tout d'abord ouvre au chirurgien un vaste champ d'exploration qu'il pourra interroger et sonder avec le doigt et le stylet et où il pourra se mouvoir à l'aise pour aller à la recherche des parties malades et les supprimer. La récidive, en effet, reconnaît souvent pour causes l'oubli d'un point lésé ou une opération incomplète; l'astragalectomie, grâce à l'espace qu'elle donne met à l'abri de ces dangers, et M. le professeur Ollier n'a pas craint de dire que bien faite elle valait une amputation. Nous avons signalé aussi ses avantages dans le traitement ultérieur, ce ne sont pas les moins importants. L'astragalectomie telle qu'elle est pratiquée à la clinique, en effet, assure le drainage parfait d'une cavité très anfractueuse où il est nécessaire que les liquides aient un libre écoulement et surtout elle permet d'enlever à mesure qu'ils se reforment, les produits tuberculeux, jusqu'à cicatrisation complète. M. Ollier insiste dans le *Traité des résections* sur l'importance de ce traitement ultérieur et fait bien ressortir les avantages que l'on a à ne jamais faire de réunion par première intention, mais au contraire à se réserver le plus de facilité possible pour agir de nouveau sur des points lésés, s'il y a lieu.

Une objection cependant se pose ; l'astragale peut être intact dans la tumeur blanche sous-astragalienne : vous enlevez alors un os sain, nous dira-t-on, vous faites un sacrifice inutile. Nous empruntons la réponse au *Traité des résections :* « Les fonctions du pied se rétablissent très bien après l'ablation de l'astragale et son sacrifice n'est jamais inutile, puisqu'il nous permet de mieux voir les parties malades et d'apprécier les limites exactes de la lésion. » De plus, quand la tuberculose a envahi les articulations sous-astragaliennes, il est bien rare que les cartilages de l'astragale ne soient pas au moins un peu éburnés ou l'os lui-même infecté ; même dans ces cas donc on fera l'astragalectomie.

Indications. — Quelles sont ses indications précises ? Nous devons distinguer ici deux grandes catégories de malades : l'enfant et l'adulte. Cette distinction nous la trouvons constamment faite dans les ouvrages du professeur Ollier, avec une insistance qui marque bien quelle importance on doit lui attribuer. Chez l'adulte, les méthodes de temporisation, les opérations partielles donnent peu de succès, et le plus souvent on doit avoir recours aux opérations radicales, à l'astragalectomie. On ne doit pas hésiter quand les lésions sont nettement astragaliennes ou ont retenti plus ou moins sur la tibio-tarsienne. Mais même lorsque l'astragale est sain, son ablation est souvent le plus sûr moyen d'obtenir une guérison parfaite, de se mettre à l'abri des récidives, surtout si les lésions sont anciennes. De rares exceptions seront faites pour les malades, dont la tuberculose serait récente, ou peu active, et bien combattue par la constitution du sujet.

Fréquemment encore, les médecins s'attardent à faire

des curetages avec cautérisation au thermo, opération qui les séduit par sa facilité et son inocuité immédiate, mais contre laquelle on ne saurait trop s'élever. Outre son inutilité, elle fait perdre un temps précieux, elle laisse passer le moment opportun où il serait aisé d'arrêter la tuberculose par une opération typique.

Chez l'enfant, la ligne de conduite est un peu différente. Le sujet jeune, en effet, surtout au-dessous de quinze ans, résiste bien à la tuberculose; et il est fréquent de voir chez lui des ostéo-arthrites guérir d'une façon parfaite, laissant même une articulation mobile, par l'immobilisation et les pointes de feu. Ici surtout, il faut étudier son malade, ses moyens de résistance, la manière dont il se comporte vis-à-vis de sa lésion, et alors suivant les cas, on fera de l'immobilisation avec pointes de feu, ou des opérations partielles, ou l'astragalectomie. Nous parlerons des indications des opérations partielles à propos du traitement de chacune des formes de la tumeur blanche sous-astragalienne. Bornons-nous ici à dire que chez le sujet jeune, si les méthodes de douceur n'ont donné aucun résultat, si par des interventions partielles, on ne peut enlever complètement les foyers tuberculeux, si la lésion est très étendue, ou trop ancienne, si enfin l'enfant lutte mal contre sa tuberculose, on doit recourir à une opération typique : l'astragalectomie suivie ou non d'opérations complémentaires sur le calcanéum ou le scaphoïde, comme pour l'adulte. C'est chez l'enfant, d'ailleurs, que l'ablation de l'astragale donne les plus beaux résultats au point de vue local et orthopédique.

Des différentes opérations complémentaires à pratiquer suivant les formes de la tumeur blanche sous-

astragalienne. — L'astragalectomie peut être l'opération unique, ou ne constituer qu'un premier temps d'une intervention plus considérable qui doit intéresser les os voisins atteints eux-mêmes en totalité ou en partie par la tuberculose. Nous allons passer en revue quelles sont les différentes opérations complémentaires que le chirurgien peut être amené à pratiquer suivant les formes de la tumeur blanche sous-astragalienne.

Tumeur blanche sous-astragalienne antérieure.— Les lésions, nous le savons, occupent ici l'articulation astragalo-calcanéenne antérieure et la scaphoïdo-astragalienne. Le point de départ peut être la tête de l'astragale ou le scaphoïde, plus rarement la petite apophyse antérieure du calcanéum. Dans le traité du professeur Ollier, nous trouvons un procédé de résection de l'astragalo-scaphoïdienne, pour le cas où l'ostéite est limitée à la tête de l'astragale. On aborde l'articulation interne par une incision en croix au niveau de l'interligne sur la face interne du pied. « La diffusion des lésions qui amène la récidive de la tuberculose est la principale cause d'insuccès pour cette opération, » dit le professeur Ollier, et il la rejette chez l'adulte, la réservant aux enfants, chez lesquels elle donne de bons résultats. A partir de quinze ans, on fera donc dans ces cas une astragalectomie typique suivie ou non des opérations complémentaires, indiquées dans le tableau ci-dessous, suivant l'étendue, le siège des lésions associées.

Astragalectomie seule ou suivie de	résection de tout ou partie du scaphoïde.
	résection de tout ou partie du scaphoïde et d'abrasion plus ou moins étendue du calcanéum.
	abrasion plus ou moins étendue, ou évidement, ou tunnellisation du calcanéum seul.

Tumeur blanche sous-astragalienne postérieure. — L'astragale peut seul être atteint par la tuberculose qui a envahi de ses fongosités l'articulation sous-jacente ; le calcanéum est resté dans ces cas-là indemne et l'astragalectomie suffira pour enlever la totalité des lésions; mais c'est là un fait rare ; le calcanéum est presque toujours lésé, ses cartilages érodés, ulcérés ; des foyers caséeux, des séquestres ou de l'infiltration s'y développent secondairement et l'ablation de l'astragale devra être complétée par des évidements, des tunnellisations, des abrasions de la portion supérieure, quelquefois par une ablation totale de l'os, si l'on veut se mettre à l'abri des récidives. Enfin il est des cas où la tuberculose débute par le calcanéum pour envahir plus tard l'articulation sous-astragalienne postérieure, puis l'astragale.

Ce processus serait même le plus fréquent si l'on consulte les statistiques sur la tuberculose du pied, publiées par le Dr Audry. Il peut se faire alors que l'astragale soit sain et nous nous trouvons en présence de l'objection que nous avons déjà signalée : pourquoi enlever inutilement un os sain ? Nous avons déjà fait remarquer la rareté du fait, et nous avons montré que ce sacrifice n'était pas inutile puisqu'il permettait de se rendre un compte exact de l'étendue des lésions. Ajoutons encore qu'il vaut mieux dépasser les limites du mal que de se tenir en deçà. L'astragalectomie devra donc ici être complétée par l'ablation du calcanéum, suivant la méthode indiquée par le professeur Ollier.

A cette forme de tumeur sous-astragalienne se rattache un manuel opératoire décrit dans le *Traité des résections* pour l'abrasion de l'articulation calcanéo-astragalienne postérieure appliquée par le professeur Ollier, surtout avant 1879, à une époque où les avantages et l'inocuité de l'astragalectomie n'étaient pas encore parfaitement connus ; cette opération, comme la résection de l'articulation antérieure ou encore comme la résection de ces deux articles à la fois, doit être réservée actuellement aux sujets jeunes.

« La résection ou l'abrasion des articulations astragalo-calcanéennes, dit-il, ne nous ont donné en général de bons résultats que chez les enfants et encore dans les cas où la lésion était calcanéenne et non astragalienne primitive. Lorsque l'ostéite a débuté par l'astragale, elle ne tarde pas à envahir la totalité de l'os et à amener d'abord de l'hydarthrose, puis des lésions plus graves de la tibio-tarsienne ; c'est un danger particulièrement à redouter dans les affections tuberculeuses, aussi vaut-il mieux alors enlever complètement l'astragale. C'est la seule manière de faire une opération radicale et d'éviter une nouvelle résection à bref délai. Chez plusieurs de nos malades, nous avions voulu procéder par le simple évidement de l'articulation astragalo-calcanéenne, mais nous avons dû plus tard enlever l'astragale. Instruit par ces faits, nous conseillons aujourd'hui de faire immédiatement le sacrifice de cet os dès qu'il y a un peu de gonflement péri-malléolaire ou d'épanchement intra-synovial. »

Forme double. — Cette forme surtout nécessite souvent toute une série d'opérations complémentaires. Le chirurgien après avoir enlevé dans un premier temps l'astragale appréciera le siège et l'étendue des lésions osseuses voisines et suivant les résultats de ses explorations se décidera soit à enlever le scaphoïde ou le calcanéum, à faire des abrasions ou des évidements partiels sur l'un ou l'autre, ou sur les deux à la fois, ou enfin à faire une tarsectomie postérieure totale.

Le tableau suivant indique les différentes opérations à pratiquer :

Astragalectomie seule ou suivie de	ablation du calcanéum et du scaphoïde.
	ablation de l'un d'eux.
	abrasion, ou évidement du calcanéum ou du scaphoïde.
	opérations partielles sur les deux os à la fois.

Telle est la ligne de conduite générale à suivre en présence des tumeurs blanches sous-astragaliennes; il nous reste à dire un mot du procédé à employer et du traitement consécutif.

Le procédé du professeur Ollier, qui est constamment pratiqué à la clinique, et qui a donné des résultats publiés dans les statistiques, présente sur les autres des avantages incontestables qui doivent le faire préférer ; il respecte les tendons, assure un drainage parfait de la plaie, ses incisions permettent des résections plus étendues. Nous ne ferons ici qu'indiquer le tracé des incisions, nous permettant de renvoyer pour le reste de l'opération au *Traité des résections*, tome III.

Premier temps. Incisions multiples de la peau et de la gaine périostéo-capsulaire pour aborder toute la circonférence de l'astragale.

Le pied étant fléchi à 120 degrés et en adduction, on fera d'abord l'incision externe qui part d'un point situé à 5 ou 6 centimètres au-dessus et en avant de la pointe de la malléole externe et correspondant au bord interne du péroné pour se diriger en bas vers l'articulation péronéo-tibiale inférieure dans laquelle elle doit pénétrer et arriver en avant et en bas vers la commissure du quatrième et du cinquième orteil. Elle s'arrête au niveau du bord antérieur du cuboïde à 1 centimètre au dessous du point où cette incision correspond au bord antérieur de la malléole externe, on en trace une seconde perpendiculaire à celle ci et de 35 millimètres environ qui se dirige vers l'angle du talon.

L'incision de la face interne commence par une courbe demi-circulaire qui circonscrit le pourtour antérieur de la malléole interne et s'arrête un peu en arrière de la pointe ; puis du milieu de cette ligne, on en fait partir une autre dirigée en bas et en avant, ce qui donne à l'ensemble de l'incision la forme d'un T à ailes recourbées en haut. En avant, elle va jusqu'à l'articulation scaphoïdo-astragalienne.

Enfin deux incisions de décharge se font en arrière des malléoles de chaque côté du tendon d'Achille.

Le deuxième temps comporte le détachement des ligaments périphériques, la section du ligament interosseux et l'extraction de l'os.

Dans le troisième on pratique les abrasions complémentaires, l'évidement des foyers profonds, on fait la toilette de la cavité astragalienne et enfin on assure le drainage par deux gros drains qui se croisent en X et vont, l'un de l'ouverture antéro-interne à l'ouverture postéro-externe, et l'autre en sens inverse. On tamponne la plaie à la gaze iodoformée et le pied est mis en bonne position sous pansement antiseptique dans un appareil plâtré.

Si la température reste normale, et si le malade ne souffre pas, on a tout intérêt à laisser le premier pansement en place pendant près de trois semaines. Au bout de ce laps de temps, ou plus tôt, si l'on constate une élévation de température, on procède à son renouvellement. Parfois, l'opération n'a pas suffi à détruire tous les germes de la tuberculose, celle-ci se ranime et des bourgeons fongueux réapparaissent. On retire alors un grand bénéfice de l'astragalectomie. Grâce à ce vide qu'elle a produit, on a une cavité dont on peut inspecter toutes les anfractuosités et où le chirurgien peut porter directement sur les points malades les agents destinés à les modifier. Le crayon de nitrate d'argent surtout agit d'une façon merveilleuse sur les fongosités de néoformation, on l'emploiera de préférence; le chlorure de zinc, la teinture d'iode, la créosote, le baume du Pérou, quoique moins énergiques, les combattent cependant d'une façon assez efficace.

Quelle que soit, d'ailleurs, la substance employée, on ne doit placer un second pansement qu'après avoir bien cautérisé tous les points suspects et remis les drains en place. Dans la suite, on panse tous les huit ou dix jours avec les mêmes soins : à ce prix seulement on obtiendra, une régression complète de la tuberculose, et une cicatrisation parfaite.

Les drains sont laissés le plus longtemps possible, trois mois au moins, et on diminue progressivement leur calibre et leur longueur, en s'assurant toujours que derrière eux on a un tissu de bonne nature. Si, plus tard, de petites fistules persistent, on aura soin de les bourrer de crayons d'iodoforme.

L'attelle plâtrée n'est enlevée qu'après guérison complète, et alors on habitue progressivement le malade à la marche, d'abord avec un soulier tuteur et des béquilles, plus tard seul, mais avec précautions et lenteur.

Dans ces conditions, l'astragalectomie a donné des résultats surprenants entre les mains du professeur Ollier, résultats déjà publiés et sur lesquels nous ne reviendrons pas. D'autres malades opérés par le professeur agrégé Gangolphe sont actuellement dans des conditions telles, qu'ils peuvent faire sans fatigue des marches de plusieurs kilomètres, et que chez quelques-uns il serait difficile à première vue de distinguer le pied sain de celui qui a été opéré. Quant à la valeur de l'astragalectomie dans les tumeurs blanches sous-astragaliennes en particulier, nos observations sont encore trop peu nombreuses pour que nous puissions en tirer une conclusion pratique ; les statistiques, on le sait, n'ont de valeur qu'autant qu'elles portent sur un grand nombre de cas ; mais d'après ce que l'ablation de l'astragale a produit dans les autres tuberculoses du tarse, et surtout d'après les avantages qu'elle nous offre dans le traitement de cette lésion, il nous est permis d'affirmer quelle est l'intervention de choix à lui appliquer, dans la plupart des cas. Nous terminerons cet exposé thérapeutique en rappelant que la temporisation et les opérations palliatives partielles, les curages, les tunnellisations, les évidements, les résections astragalo-calcanéennes dont nous avons parlé réussissent bien chez les jeunes. « Ce que nous recommandons seulement, c'est de ne pas faire ces cautérisations à l'aveugle, de découvrir la région malade par des incisions méthodiques, suffisamment grandes, et de ne porter le fer rouge sur le tissu osseux qu'après l'ablation des séquestres et l'exploration à ciel ouvert des os qu'on doit traverser. A mesure que le sujet avance en âge, l'ablation complète des os, soit isolément, soit par groupes réguliers est plus souvent indiquée. Dès que les os sont complètement ossifiés, leur structure les rend moins propres à éprouver les réactions curatives que provoque la cautérisation. Les résections régulières et typiques deviennent alors nécessaires chez les adolescents, et à plus forte raison chez les adultes, la cautérisation sera seulement le complément d'une tarsectomie plus ou moins étendue. »

CHAPITRE V

Observations.

OBSERVATION I (Clinique du prof. Ollier).

Lésions tuberculeuses ayant débuté par le scaphoïde. — Fongosités dans les articulations astragalo-scaphoïdienne et calcanéo-astragalienne antérieure. — Lésions secondaires de l'astragale. — Ablation de l'astragale et du scaphoïde.

R..., Pierre, quinze ans. Entré le 28 janvier 1888.

Pas d'antécédents. Il y a deux ans, sans cause, douleurs au pied gauche, au niveau de la tête de l'astragale, boiterie, gonflement qui disparaissent à peu près complètement au bout de six mois. Seul persiste un peu de douleur à la pression au niveau de la tête astragalienne. Puis reprise et cessation des mêmes phénomènes.

Actuellement, gonflement sur le bord interne du pied, empâtement et fausse fluctuation. Douleurs à la pression. Pointe du pied déjetée en dehors, et bord externe relevé. Mouvements à peu près indolores sauf ceux de rotation. Santé générale assez bonne.

Crachats souvent purulents et verdâtres, mais pas de signes bien nets à l'auscultation. Pas d'hémoptysie.

7 mars. — *Opération.* Incision au niveau de la partie tuméfiée. On enlève l'astragale et le scaphoïde.

L'examen des pièces fraîches permet de constater que la tuberculose primitivement scaphoïdienne avait envahi l'articulation astragalo-scaphoïdienne, puis l'astragalo-calcanéenne et que les lésions astragaliennes étaient secondaires. Le cartilage supérieur de l'astragale et l'articulation tibio tarsienne étaient sains.

Suites de l'opération normales.

En 1890 le malade écrit qu'il va très bien, marche très facilement, avec un léger raccourcissement du pied opéré.

Observation II (Clinique du prof. Ollier).

Foyer dans la tête de l'astragale. — Fongosités de l'articulation astragalo-scaphoïdienne (ablation de la tête de l'astragale). — Récidive. — Envahissement de la tibio-tarsienne (astragalectomie).

M..., Clotilde, onze ans. Entrée le 8 mars 1888.

Pas d'antécédents. Il y a dix-huit mois, douleur sourde et constante s'exagérant par la marche au niveau de la tête de l'astragale avec tuméfaction à ce niveau. Rebouteur, puis teinture d'iode; enfin, on l'amène à la clinique.

Actuellement, tuméfaction notable de la malléole au milieu du bord interne du pied. Le point le plus saillant correspond à l'articulation astragalo scaphoïdienne que l'on sent distendue par les fongosités. Douleurs au niveau de la tête de l'astragale et du scaphoïde. Mouvements de torsion du pied très douloureux.

Pointe du pied déjetée en dehors. Bord interne un peu relevé. Rien au poumon. Bon état général.

Teinture d'iode, compression. Légère amélioration.

5 juillet. — *Opération.* — Incision à la face antéro-interne.

On trouve un foyer dans la tête de l'astragale et des fongosités dans l'articulation astragalo-scaphoïdo-calcanéenne. Ablation de la tête de l'astragale. Raclage. Thermo-cautérisation, drainage. Attelle plâtrée.

Suites normales.

En septembre 1888, elle commence à marcher. Les plaies existent encore. On sent une masse de nouvelle formation à la place de la tête de l'astragale. Santé générale bonne.

En 1889. — Un peu de tuméfaction du pied avec un point douloureux sur l'incision dorsale. Mouvements de la tibio-tarsienne normaux. Masse compacte à la place de la tête de l'astragale. Santé générale bonne.

27 février 1890. — Il y a un mois, quand tout allait bien, elle fait un faux pas, suivi de douleurs au niveau de la base de la malléole interne. Marche impossible, puis douleurs sur la malléole externe. Mouvements de l'articulation tibio-tarsienne limités et douloureux.

28 février. — On enlève l'astragale et on constate à l'examen que l'os est graisseux, ramolli, et que tous les cartilages sont altérés.

Avril. — Jamais de fièvre depuis l'opération. Pied en bonne position. Suppuration peu abondante.

En 1893, la malade va bien et se sert bien de son pied.

Cette observation mérite d'attirer l'attention d'une façon particulière ; elle est un exemple de tumeur blanche isolée de l'articulation astragalo-calcanéo-scaphoïdienne. On pratique d'abord une résection de la tête de l'astragale ; malheureusement, le corps de l'os devait déjà être atteint car les lésions réapparurent un an et demi après et nécessitèrent une astragalectomie typique qui, d'ailleurs, fut radicale.

Observation III (Clinique du prof. Ollier).

Ostéo-arthrite de l'articulation astragalo-calcanéo-scaphoïdienne. — Pointes de feu. — Silicate.

G..., Emile, sept ans. Entré le 1er décembre 1890.

Pas d'antécédents héréditaires. Aucun antécédent personnel. Il y a un an, *sans cause appréciable*, le malade fut pris de claudication de la jambe droite et de douleurs sourdes au niveau de son astragale lorsqu'il appuyait le pied à terre. On distinguait alors une légère saillie de la tête astragalienne, application de cataplasmes et de révulsifs qui n'amenèrent aucune amélioration.

Progressivement, la tuméfaction augmenta déterminant de la gêne dans la marche. Le malade appuyait seulement la pointe de son pied droit et la portait en dedans.

Peu à peu la jambe du côté malade fut atteinte d'*atrophie* musculaire.

Actuellement : tuméfaction assez considérable de toute la tête astragalienne avec une saillie à la face interne du pied de la grosseur d'une noix. Mouvement de torsion très douloureux. Pointe du pied déviée en dedans avec attitude du varus équin.

Douleurs à la pression dans la région de la tête de l'astragale.

Ni gonflement, ni douleurs dans la région sous malléolaire.

Pointes de feu, silicate et traitement général.

21 février 1891. — Bon état. Articulation complètement indolore. Aucun mouvement douloureux. Fistule sur la tête de l'astragale qui donne du pus et que l'on cautérise.

Nouveau silicate.

Observation IV (Clinique du prof. Ollier).

C... L., de Voiron, vingt-quatre ans. Ce malade était porteur d'une lésion isolée de tumeur blanche sous-astragalienne antérieure.

M. Ollier pratiqua un raclage des articulations astragalo-calcanéennes et astragalo-scaphoïdiennes avec tunnellisation de la tête de l'astragale. La plaie fut drainée et on obtint ainsi une guérison locale parfaite. Malheureusement le malade, qui présentait déjà, au moment de l'opération, des signes de généralisation, fit plus tard de la tuberculose vertébrale et mourut de localisations multiples.

Observation V (Clinique du prof. Ollier).

Tuberculose sous-astragalienne double. — Astragalectomie (Dr Rochet). — Ablation du calcanéum (prof. Ollier).

G..., Antoine, onze ans, né à Miribel. Entré à Saint-Sacerdos le 15 mai 1893.

Pas d'antécédents héréditaires. Comme antécédents personnels : coxalgie qui a débuté à six ans et qui a tenu le malade deux ans et demi en traitement par les silicates et les tractions. Un abcès qui a été incisé. Le malade a gardé jusqu'à ces derniers temps un appareil tuteur avec lequel il pouvait marcher sans souffrance. Depuis trois mois, il marchait même sans appareil avec une légère claudication.

En janvier 1893, *plusieurs entorses* qui sont suivies d'une légère tuméfaction au niveau du cou-de-pied. Par le repos et la révulsion : disparition ou plutôt diminution du gonflement et de la raideur articulaire, mais depuis quelques jours, apparition à la région interne du tarse postérieur d'un abcès volumineux.

Actuellement, on constate :

1° A la hanche : une ankylose à peu près complète avec la cicatrice de l'abcès. Pas d'abcès nouveau, pas d'empâtement, pas de douleurs.

2° Au pied : volumineux *abcès* occupant la face interne de l'astragale et l'interligne astragalo-calcanéen. Œdème et tuméfaction sur tout le pourtour de l'astragale, en arrière et en avant. Douleur à la pression sur la malléole interne, la face supérieure de l'astragale et l'interligne astragalo-scaphoïdien. Le calcanéum paraît sain.

Mouvements de la tibio-tarsienne douloureux et limités. — De même dans la sous-astragalienne, mais d'une façon encore plus caractéristique.

Poumons sains. Urines normales.

22 mai. — Incision de l'abcès, M. Rochet arrive sur un point nécrosé à la limite supérieure du calcanéum *alors ablation de l'astragale.* On abrase la face supérieure du calcanéum.

Drainage. Suture cutanée. Plâtre.

Les jours suivants : température peu élevée, appétit bon, pas de douleurs.

1er juin. — Premier pansement. Etat local bon. Talon tuméfié. Suppuration abondante. On croit que le calcanéum est pris à son tour.

27 décembre 1893. — Suppuration continue, pied toujours volumineux, des bourgeons fongueux entourent les orifices des fistules.

M. Ollier enlève le calcanéum. Raclage des clapiers, thermocautérisation générale, on panse sans suture et plâtre.

Le lendemain pas de température.

Observation VI (Clinique du prof. Ollier).

Gros séquestre fongueux de la portion antéro-inférieure de l'astragale. — Lésions secondaires de la partie antérieure du calcanéum.— Fongosités dans les sous-astragaliennes. — Ablation cunéiforme d'une partie du calcanéum.

M..., Barthélemy, quinze ans, berger. Entré le 24 février 1881.

Père et mère bien portants. Plusieurs frères et sœurs morts en bas âge.

Signes évidents de scrofule dans l'enfance.

Abcès froid en 1879 entre l'omoplate et la colonne vertébrale.

En juillet 1879, douleurs au niveau de la malléole externe du côté droit. Tuméfaction et rougeur des parties voisines. Marche possible quoique difficile.

En décembre, fistule au-dessous de la malléole péronière en même temps que la région astragalo-calcanéenne devient douloureuse. Puis seconde fistule à la partie interne du tendon d'Achille.

Actuellement : Tuméfaction au niveau de l'astragale, du calcanéum et de la malléole externe. Dépressions du cou-de-pied disparues. Empâtement général de la région.

Tiers inférieur du tibia épaissi et à ce niveau existe une plaie irrégulière déchiquetée à grand diamètre vertical de 4 centimètres, sur 3 de large.

Les mouvements provoqués ne déterminent que de légères douleurs dans la tibio-tarsienne et encore pas toujours. La pression sur le calcanéum et le tibia n'est pas douloureuse, mais si l'on presse sur l'astragale, elle est très vive.

Atrophie du mollet.

Adénopathie inguinale.

On fait le cathétérisme des fistules et on diagnostique une lésion de l'astragale et du calcanéum autour de l'articulation de ces deux os et en arrière.

24 mars. — On enlève un coin de la partie postérieure de la grosse tubérosité du calcanéum, on peut arriver ainsi sur une lésion de l'astragale et sur les fongosités de l'articulation astragalo-calcanéenne, on gratte avec la gouge et le davier-rugine, on cautérise.

Drain transversal. Un ou deux points de suture.

A la suite. Pas de température ; peu de suppuration ; bon aspect des plaies qui se cicatrisent.

Revu en 1882, avec une petite fistule qui conduit sur quelques fongosités que l'on détruit. L'état général est bon, le malade marche bien et sans difficulté.

En 1887, on apprend qu'il est mort d'une fluxion de poitrine contractée à la suite d'un petit voyage, son pied allait parfaitement bien.

OBSERVATION VII (due au Dr Gangolphe).

Tumeur blanche sous-astragalienne double. — Astragalectomie.

B..., Jean, vingt-sept ans, mineur, né à Sainte-Foy-l'Argentière. Entré à la clinique le 2 octobre 1894.

Pas d'antécédents héréditaires ni personnels. En 1891, à la suite d'une entorse, se développa au cou-de-pied un gonflement considérable qui remontait à 10 centimètres environ au-dessus de la cheville et força le malade à rester au lit. Le gonflement diminua peu à peu, et au bout de deux mois il était limité à la région astragalienne ; la marche était impossible et un abcès se forma qui fut ouvert à la région interne du pied au-dessous de la malléole. Peu à peu, la sécrétion se tarit et tous les phénomènes s'apaisèrent.

En 1893, les douleurs réapparaissent, ainsi que le gonflement, le malade entre à l'Hôtel-Dieu, salle Saint-Louis, où on lui fait un curetage. Il sort amélioré, mais pour revenir à la fin de la même année, époque à laquelle on lui fait un second curetage.

Enfin il se présente une troisième fois à l'hôpital au mois d'octobre 1894.

Actuellement le gonflement n'est pas très prononcé au cou-de-pied, la région astragalienne seule est empâtée à la partie interne et externe au-dessous des malléoles et on sent des prolongements fongueux qui remontent assez haut dans les gaines des péroniers latéraux.

Les douleurs sont très vives à la pression au-dessous et en arrière des malléoles, au niveau de l'interligne astragalo-calcanéen et dans la région de la tête de l'astragale. La percussion sur le talon réveille aussi de vives souffrances.

La marche est impossible, les mouvements de latéralité et de torsion du pied font beaucoup souffrir le malade. La flexion et l'extension sont au contraire indolores, de même que la pression au niveau de l'articulation tibio-tarsienne.

Une fistule existe au-dessous et en arrière de la malléole interne elle aboutit sur l'astragale nécrosé.

On sent des ganglions augmentés de volume au pli de l'aine, mais l'état général est bon, le poumon sain.

Le Dr Gangolphe diagnostique une tumeur blanche sous-astragalienne double avec intégrité de la tibio-tarsienne.

Le 20 octobre, il fait une astragalectomie. L'astragale présente des lésions nettement tuberculeuses. Des fongosités abondent dans les articulations sous-astragaliennes et le sinus du tarse. On les enlève, on fait un curetage du calcanéum, et on promène le thermo dans tous les recoins de la plaie. Des incisions complémentaires le long de la partie postérieure de la jambe permettent de nettoyer les gaines des péroniers latéraux.

On draine, on bourre de gaze iodoformée et on place le pied sous pansement dans un appareil plâtré.

En janvier, premier pansement. Pas de température, pas de douleurs, quelques gouttes de sérosité. La plaie a un bon aspect. On refait un pansement semblable au premier.

Le malade, actuellement encore en traitement, va très bien. La température est restée toujours normale, l'état général très satisfaisant.

Au dernier pansement que nous lui avons vu faire, la plaie présente un bon aspect ; elle se cicatrise lentement ; les fongosités ont entièrement disparu, et le pied est en très bonne position.

Tout fait espérer une guérison radicale.

Observation VIII (Clinique du prof. Ollier).

Vaste caverne du calcanéum. Destruction de sa face externe. Fongosités astragalo-calcanéennes postérieures. — Ablation du calcanéum et de l'astragale (sauf sa tête)

A..., Rose, dix-sept ans. Entrée le 1er juin 1887

Père mort d'une attaque. Mère et sœur en bonne santé. Pas de glandes, pas de maux d'yeux. Fluxion de poitrine il y a cinq ans, dont elle est bien guérie.

Il y a trois ans, elle reçut un coup de pied à la cheville gauche, on la montra à un curé rebouteur, puis à un médecin. Une *fistule* s'ouvrit au-dessous de la malléole externe, puis une autre au-dessous de la malléole interne.

Les mouvements du pied n'ont jamais cessé, et la malade a toujours pu marcher, sauf la dernière semaine.

Actuellement : Gonflement au niveau du cou-de-pied. Empâtement, sensation de fluctuation profonde. Présence des deux fistules qui donnent du pus, pas de séquestres. Mouvements du pied sur la jambe diminués et douloureux. Marche impossible. Impossibilité de s'appuyer sur le pied malade. Légère atrophie du membre. Rien au poumon. Etat général passable. Les fistules mènent sur le calcanéum dénudé.

Il y a 1/2 centimètre d'allongement du côté malade à cause du gonflement.

24 juin. — *Opération.* — Incision en T sur la face externe du calcanéum. Celui-ci est dénudé et infiltré de pus. On l'enlève ainsi que l'astragale (sauf sa tête). Rien dans la tibio-tarsienne. Pansement plâtré.

A la suite, rien de particulier, quelques oscillations de la température sans importance.

Le pied s'ankylose sur la jambe, mais les mouvements de l'avant-pied et des orteils se font bien.

Le pied est en bonne position, un peu plat.

Une lettre de 1890 dit que l'enfant ne souffre plus, ne suppure plus, va 12 kilomètres sans fatigue, se porte bien.

Observation IX (Clinique du prof. Ollier).

Ostéite du calcanéum au niveau de l'articulation calcanéo-astragalienne. — Ablation totale de l'astragale. — Evidement de la portion postéro-supérieure du calcanéum. — Angioleucite tuberculeuse.

L..., douze ans, né à Munster (Haut-Rhin), demeurant à Saint-Genis-Largentière (Rhône). Entré le 1er mars 1881.

Père et mère bien portants. Un frère mort à l'âge de six mois d'affection inconnue.

L'enfant dit avoir toujours été malade depuis sa première enfance; il se plaignait surtout de maux de gorge.

Il y a quatre ans, en glissant sur la neige, son pied fut violemment porté sur son bord externe. La douleur ne fut pas très vive à ce moment, et le malade put marcher encore quelques jours. Depuis il n'a jamais complètement gardé le lit.

Il y a trois ans, on ouvrit un abcès sur la face externe de la grosse tubérosité du calcanéum. Quelques mois après, il vit apparaître, à la face interne de la jambe, deux petites indurations faisant corps avec la peau, de la grosseur d'une lentille, qui s'ulcérèrent et donnèrent un pus sanguinolent et épais. A la suite ulcération à bords décollés, qui se cicatrise avec adhérence aux parties profondes.

D'autres tumeurs identiques se montrent et évoluent de même.

Actuellement, le malade est pâle et amaigri. Sur la face interne de la cuisse, on voit quatre ou cinq de ces ulcérations, le pli de l'aine présente plusieurs cicatrices adhérentes pour la plupart à un ganglion.

Les ganglions inguinaux sont durs et plus gros que ceux du côté sain.

Rien de bien net aux poumons; peu de toux, pas de crachats.

La région de l'arrière-pied est tuméfiée, donnant la sensation de fongosités ; sur la face externe, au-dessous de la malléole est une ulcération d'aspect fongueux conduisant dans des trajets fistuleux qui mènent sur les parties latérales de l'astragale et la portion supéro-latérale du calcanéum.

A la face interne, au niveau de la malléole, seconde ulcération, sèche et parcheminée celle-là, qui conduit sur l'astragale.

15 mars. — Opération. Astragalectomie. Abrasion de la partie supérieure et postérieure du calcanéum. On enlève les fongosités et on passe le thermocautère. La face inférieure de la mortaise tibiale n'est pas atteinte.

Drainage. Plâtre.

17 mars. — Premier pansement. La plaie est jolie. Suppuration abondante.

19 mars. — Beaucoup d'odeur. Chlorure de zinc.

29 avril. — Il se produit des fongosités, on les excise et cautérise au nitrate d'argent.

4 mai. — Fongosités. Baume du commandeur. Acide chromique Huile de foie de morue. On enlève avec les ciseaux les bourgeons charnus qui recouvrent les plaies sur le trajet des lymphatiques et on cautérise avec de l'acide chromique.

8 mai. — Acide chromique au pied. Les végétations des plaies lymphatiques ont disparu.

1er juin. — Ouverture d'un abcès sur la face interne du pied. Le pied est tuméfié. Aspect fongueux. Injection de teinture d'iode.

9 juin. — Le malade part, la plaie a bon aspect. Un drain passe encore.

A la palpation, on sent encore des fongosités. Le gonflement est très accusé au talon.

Décembre. — Le malade rentre. Pied toujours très tuméfié. Quelques trajets fistuleux persistent. Suppuration abondante. Pas de toux, bon appétit.

31 décembre 1881. — Le stylet rencontre encore des portions d'os dénudées.

On enlève des fongosités, le calcanéum, une partie du cuboïde et des cunéiformes. Cautérisation au Paquelin.

A la suite, bon aspect de la plaie, pas de suppuration, pas de toux, bon appétit. Le malade part avec un pied en bonne voie de guérison.

Le malade est mort plus tard de généralisation. Bien que le sujet soit jeune, on n'a pas hésite à pratiquer d'emblée une astragalectomie, à cause de l'intensité des lésions et de l'infection déjà existante du système lymphatique, et à la suite de l'opération d'ailleurs, les tissus morbides réapparurent, et on eut beaucoup de peine à amener leur régression complète.

Observation X (Clinique du prof. Ollier).

Ostéo-arthrite astragalo-calcanéenne. — Début osseux. — Tubercules infiltrés du calcanéum. — Extirpation de l'astragale et de la totalité du calcanéum, sauf les 4/5 postérieurs du plateau inférieur.

P..., Antoinette, trente-six ans, née à Montrouges (Ain). Concierge à Lyon, quai d'Occident, 8. Entrée le 17 décembre 1889.

Pas d'antécédents héréditaires. Il y a deux ans : sueurs nocturnes, pas de toux, ni d'hémoptysie, deux ganglions claviculaires gauches qui suppurèrent trois mois.

Il y a dix-huit mois, sans cause connue, elle ressentit une vive douleur vers la pointe de la malléole externe gauche, puis vers la malléole interne et le cou-de-pied. La tuméfaction ne survint que peu à peu, et la malade pouvait marcher.

Il y a un an douleurs rhumatismales (?) à l'épaule gauche qui disparurent au bout de deux mois.

Il y a huit mois, en descendant du trottoir, elle fit un faux pas ; le pied gauche fut dévié en dedans, une douleur aiguë apparut en même temps qu'une légère tuméfaction au-dessous de la malléole externe.

Depuis : douleurs très vives, impossibilité de marcher.

Il y a deux mois : trois séances d'ignipuncture.

Actuellement : *crépitation dans l'articulation astragalo-calcanéenne.*

Tuméfaction de toutes la région malléolaire interne. Calcanéum gros, donnant la sensation d'un calcanéum écrasé.

Point douloureux au niveau de la grosse apophyse. Collection fluctuante de l'articulation astragalo-calcanéenne. Rien au poumon. Urines normales.

28 décembre 1889. — Ouverture de la collection purulente. Le stylet pénètre dans l'articulation astragalo-calcanéenne postérieure, *puis par un assez long trajet de la tibio-tarsienne.* On enlève l'astragale. Tous les cartilages sont intacts, sauf ceux de la sous-astragalienne qui sont détruits par places ; la gouttière inférieure est remplie de fongosités. L'astragale est le siège d'infiltration graisseuse et de fongosités.

On attaque le calcanéum ; on se rend compte qu'il est atteint d'infiltration tuberculeuse par noyaux isolés. On l'enlève.

La malade, vers le 24 mai dernier, présente un état général très bon, un pied en excellente forme, qui lui permet de faire d'assez longues courses sans fatigue.

Observation XI (Clinique du prof. Ollier).

Caverne caséo-fongueuse de l'astragale et communiquant avec l'articulation astragalo-calcanéenne postérieure qui est envahie. — Ablation de l'astragale.

E..., Hélène, trente-cinq ans, femme de chambre. Entrée le 19 novembre 1886.

Réglée à dix-sept ans régulièrement. Maladie d'yeux à vingt ans et mariage qui lui donne un fils qui eut une maladie d'yeux analogue à celle de sa mère (?).

Il y a six ans, la malade se fit *une entorse* qui ne fut pas soignée.

Il y a deux ans, nouvelle entorse au même pied (droit) qui depuis fut toujours douloureux.

Scarlatine en 1885.

Il y a trois mois, le pied droit enfla considérablement et on fit des badigeonnages au collodion.

Trois jours avant son entrée à l'hôpital, la malade s'aperçoit de l'ouverture d'une fistule au niveau de la malléole externe, il s'en forma depuis deux nouvelles.

L'articulation tibio-tarsienne est intacte, non douloureuse.

La malade tousse et a toujours un rhume dont elle ne peut se défaire.

Aédnite inguinale.

Opération. — Deux incisions courbes sous les malléoles, on enlève l'astragale et les fongosités qui bourrent la synoviale et les tissus voisins. Deux points de suture de chaque côté. Drainage. Pansement. Plâtre.

L'astragale présente une caverne qui communique avec l'articulation astragalo-calcanéenne postérieure.

Les jours suivants, la température oscille entre 38 et 39 degrés, puis 37 et 38. Il y a de la suppuration abondante.

11 janvier 1887. — On ouvre un trajet purulent sur le bord interne du pied et on draine.

15 janvier 1887. — Quelques points de sphacèle. Sur le bord postéro-interne du pied on constate l'issue de pus en pressant le long des gaines tendineuses. Drainage. Attelle plâtrée.

27 février 1887. — Le pied va bien mieux, la suppuration diminue, les trajets se cicatrisent. Le pied qui a de la tendance à se porter en dedans, est ramené en dehors avec une bande de caoutchouc.

L'état général est mauvais, signes certains de tuberculose pulmonaire. Amaigrissement sensible.

8 mars. — La malade maigrit toujours. Rien de particulier au pied. Elle part à la campagne.

Elle meurt de tuberculose pulmonaire, le 22 mars 1887.

Observation XII (Clinique du prof. Ollier).

Ostéite du calcanéum. — Arthrite calcanéo-astragalienne. — Résection partielle du calcanéum pour aller à la recherche des séquestres.

T..., Jean-Baptiste, onze ans, né à la Ricamarie (Loire), demeurant à Lyon, rue Vauban, 119. Entré le 29 novembre 1882.

Pas d'antécédents héréditaires, ni personnels. Le malade ne tousse pas. Il habitait sur la Loire, mais l'habitation n'était pas humide.

Le début de l'affection remonte à quatre ans. Le pied gauche commence à grossir au niveau de la face antérieure du calcanéum, puis la tuméfaction gagne les parties voisines. La marche devenait douloureuse au bout d'un moment. Le malade consulte plusieurs médecins qui donnent divers traitements : pommades, teinture d'iode, etc.

Actuellement, le pied malade est le siège d'un gonflement assez considérable au-dessous des malléoles et dans la région calcanéo-astragalienne. *L'articulation tibio-tarsienne paraît libre.* Les mouvements de latéralité sont gênés, presque impossibles et très douloureux. De même pour les mouvements de torsion du pied.

A la pression, deux points nettement douloureux sur les faces interne et externe de l'astragale au-dessous des malléoles.

On constate une tuméfaction considérable en arrière sous le tendon d'Achille soulevé par un foyer de fongosités qui correspond à peu près exactement au niveau de l'articulation astragalo-calcanéenne.

Traitement. — Frictions iodées, compression, repos.

21 décembre. — La région est toujours tuméfiée, rouge, chaude, pas d'abcès cependant.

Douleurs par la percussion sur le talon.

Les mouvements de la tibio-tarsienne sont toujours libres.

Anesthésie. On enlève une portion triangulaire du calcanéum. On reconnaît ainsi la présence de séquestres calcanéens au voisinage immédiat de l'articulation astragalo-calcanéenne et même dans l'articulation. Le cartilage astragalien est cependant intact. On enlève à la gouge les parties malades et on arrive jusqu'à l'articulation calcanéo-cuboïdienne qui est ouverte. Raclage des fongosités du tendon d'Achille. Drainage, plâtre.

22 décembre. — Nuit assez mauvaise. Etat général bon. Pas de température.

29 décembre. — Pansement. Ni pus, ni odeur, un peu de sérosité.

Janvier. — Bon état général, cicatrisation presque complète, température normale.

28 janvier. — Le malade sort.

12 février. — Le malade rentre, va très bien.

12 juillet 1883. — Un drain reste encore. Léger suintement. Marche avec des béquilles.

Mouvements tibio-tarsiens libres.

Pied et jambe amaigris. L'arrière-pied est tuméfié, mais on ne trouve pas de foyer fongueux.

22 février 1889. Etat général bon.

Pied en bonne forme. Tous les mouvements sont possibles, le malade marche et court comme tout le monde.

Le père est mort récemment de phtisie galopante. L'enfant a une adénite chronique du cou, il a craché le sang en 1888. Respiration prolongée et soufflante sous la clavicule gauche.

Observation XIII (Clinique du prof. Ollier).

Ostéo-arthrite calcanéo-astragalienne postérieure. — Evidement des portions d'os nécrosées. — Opération partielle sur le calcanéum.

H..., A. B., dix ans, né à Garnerans (Ain). Entré à Saint-Sacerdoce le 25 février 1882.

Père et mère vivants ; la mère tousse beaucoup et continuellement, le père est terrassier et robuste. Trois frères et une sœur en bonne santé : deux sœurs mortes en bas âge. Pas d'antécédents personnels, pas de scrofule. Il y a six mois, après s'être tenu assis le pied droit replié sous les fesses et en contact inférieurement avec une pierre, pendant plusieurs heures, il ressentit beaucoup de difficulté pour poser son pied sur le sol, et ce ne fut qu'à grand'peine et en boitant qu'il put faire les quelques pas qui le séparaient de chez ses parents. On ne fit d'abord pas attention à son mal, puis cataplasmes et compressions sur le coup-de-pied. Les douleurs et le gonflement disparurent en partie, et le malade put marcher pendant quinze jours. Au bout de ce temps, réapparition des douleurs et du gonflement au-dessous des malléoles et vers le talon. On s'adresse à un rebouteur, puis à un médecin qui incise un abcès sur la face interne du calcanéum et envoie le malade à l'Hôtel-Dieu.

Actuellement, à la partie postéro-inférieure du pied se trouve de l'empâtement qui remonte jusqu'au niveau des malléoles ; la peau est rouge, luisante surtout à la partie interne et sous-malléolaire où l'on trouve une ouverture fistuleuse avec bourgeons, qui laisse encore couler un peu de pus clair et blanchâtre. L'articulation tibio-tarsienne est entièrement libre ; pas de douleurs, ni dans la flexion, ni dans l'extension du pied.

Douleur très vive à la pression sur les faces latérales du calcanéum, surtout à la partie interne et au niveau du tendon d'Achille. Douleurs très vives également, en fixant l'astragale, on fait faire des mouvements au calcanéum.

4 mars. — Il y a de la température, on incise et on draine un abcès au-dessous de la malléole interne.

28 mars. — Le stylet introduit par la fistule arrive sur un calcanéum nécrosé. Incision sur la partie postérieure du talon ; on enlève un coin en forme de U du calcanéum, on gratte l'articulation astragalo-calcanéenne postérieure et la face inférieure de l'astragale. On enlève les fongosités qui avaient envahi les gaines des fléchisseurs et des péroniers.

Drainage. — Appareil plâtré.

Les suites de l'opération sont normales. Le malade sort le 5 juin avec un pansement. Un drain est laissé dans la plaie. L'état général est bon.

25 novembre. — L'état général est bon. Le malade marche avec des béquilles, le calcanéum est solide. Il existe encore une petite fistule sur l'extrémité externe de l'ancienne incision. On y met des crayons d'iodoforme, et le malade en emporte, ainsi que de l'huile de foie de morue.

23 décembre. — La fistule a disparu. On trouve une légère hyperostose du péroné.

On fait faire des mouvements du pied avec la bande de caoutchouc.

En 1887, le malade se porte bien, ne tousse pas, marche bien (10 kilomètres). Le pied est légèrement moins long que l'autre ; les mouvements ne sont pas tout à fait aussi complets que du côté sain.

Observation XIV (due au Dr Gangolphe).

Tumeur blanche sous-astragalienne postérieure. Curetage. Persistance des douleurs pendant la marche.

X.... femme de cinquante-cinq ans. Entrée à Sainte-Catherine n° 10 en juin 1886.

On constate à son entrée du catarrhe avec emphysème, de l'albumine dans les urines et un amaigrissement notable. La malade présente en outre du gonflement du cou-de-pied et de la région postérieure de la jambe. Le Dr Augagneur porte le diagnostic de synovite fongueuse et incise deux collections suppurées de chaque côté du tendon d'Achille.

Le Dr Gangolphe prend ensuite le service et considérant la gêne douloureuse des mouvements de latéralité du pied, la coexistence de lésions fongueuses dans des gaines, voisines il est vrai, mais anatomiquement distinctes, fait le diagnostic d'arthrite sous-astragalienne.

Une double incision est menée derrière chez une malléole; on réduit les tendons péroniers en avant, le tendon d'Achille et les fléchisseurs en arrière et on pénètre dans l'articulation sous-astragalienne.

On reconnaît manifestement des lésions tuberculeuses à ce niveau, on pratique un curetage avec le couteau-gouge qui permet d'enlever les sequestres, puis on cautérise au fer rouge et on draine.

La cicatrisation se fait assez bien, et deux mois plus tard, la malade marchait avec une canne, conservant un petit drain qui fut enlevé quelque temps après.

En 1890, la malade qui était restée à peu près guérie, ayant de temps à autre une fistulette, entre dans le service du Dr Gangolphe pour un étranglement herniaire qui guérit à la suite de la kélotomie.

On examine le pied de la malade : il est toujours un peu tuméfié donnant parfois un peu de sécrétion purulente ; la marche est restée encore douloureuse et ne se fait qu'en boitant.

En 1893, la malade succombe à des accidents pulmonaires indéterminés.

Cette observation, déjà mentionnée par M. Gangolphe dans son traité, est intéressante à plusieurs points de vue.

Tout d'abord, elle confirme les idées de notre maître sur la possibilité de distinguer une synovite primitive par la connaissance du groupe anatomique envahi, et sur les conclusions qu'on peut en tirer sur la présence d'une ostéo-tuberculose, comme point de départ.

En second lieu, elle nous démontre l'insuffisance du curetage, même pratiqué largement, chez l'adulte dans les cas de tumeurs blanches sous-astragaliennes.

Observation XV (due au Dr Gangolphe).

Tumeur blanche sous-astragalienne postérieure. — Astragalectomie.

F..., Antoine, soixante-quatre ans, jardinier, né à Saint-Galmier. Entré le 2 janvier 1895.

Pas d'antécédents héréditaires. A eu une pleurésie gauche il y a dix ans. — Actuellement rien d'anormal à l'auscultation.

Il y a sept ans, le Dr Gangolphe fit un curetage au-dessous de la malléole externe droite, suivie de guérison au bout de quinze jours et de reprise du travail.

Le 27 octobre dernier, le malade fit des marches fatigantes pendant deux ou trois jours à l'Exposition. A leur suite il vit son pied droit enfler et ressentit des douleurs assez vives pendant la marche. Néanmoins il travailla encore pendant huit jours, puis se mit au lit. On fit des pointes de feu, puis on appliqua de la teinture d'iode et un silicate que le malade garda quinze jours. Bien qu'un peu soulagé, il ne pouvait marcher et un mois après il entra à l'Hôtel-Dieu.

Actuellement, on note du gonflement au-dessous des malléoles, des douleurs à la pression au-dessous et en arrière d'elles. Les douleurs sont très nettes par la percussion sur le talon.

Les mouvements de latéralité du pied provoquent de vives souffrances, ceux de la tibio-tarsienne sont entièrement libres et indolores.

Pas de points douloureux dans la région de la tête et du col de l'astragale. Adénopathie inguinale. Pas d'abcès.

Le Dr Gangolphe pose le diagnostic de tumeur blanche sous-astragalienne gauche.

Le 7 janvier 1895, ablation de l'astragale. On trouve de nombreuses fongosités dans la rainure calcanéenne, on les enlève ; on gratte la face supérieure du calcanéum. On cautérise, on draine et on place le pied sous pansement dans un appareil plâtré.

Le 9, le malade est pris de frissons, avec points de côté et de dyspnée.

Le 10, la température atteint 39°,5. On défait le pansement, la plaie a bon aspect, sans trace de pus. Mais le malade a de la bronchite, la température lui est attribuée.

Les jours suivants les signes de broncho-pneumonie s'accusent, la dyspnée devient très vive, les crachats visqueux et rouillés, le pouls est faible, la température oscille entre 38°,3 et 39°,5.

Le 16, le malade succombe.

A l'autopsie la plaie astragalienne ne présente rien d'anormal, ni pus, ni rougeur.

Aux poumons, on trouve des lésions manifestes de broncho-pneumonie.

Ce sujet a succombé à une atteinte de pneumonie grippale qui régnait à ce moment dans le service et qui a enlevé le même jour que lui son voisin, un amputé de la cuisse.

Observation (Clinique du prof. Ollier).

Astragale graisseux entouré de fongosités en avant. — Fongosités sous-astragaliennes. — Calcanéum infecté de sa partie centrale. — Ablation de l'astragale et du calcanéum.

V..., Joséphine, vingt-six ans.

Cette malade, dont nous n'avons pas l'observation détaillée, s'est présentée de nouveau à M. Ollier en novembre dernier. Son pied est parfaitement guéri ; elle peut faire sans fatigue des marches de 8 et 10 kilomètres.

On note cependant un peu d'équinisme, et M. Ollier lui conseille de porter un tuteur à flexion pendant quelque temps, pour corriger cette déviation.

CONCLUSIONS

I. Sous le nom de tumeur blanche sous-astragalienne, nous désignons la tuberculose qui envahit isolément ou simultanément les articulations antérieures et postérieures de l'astragale avec le calcanéum.

II. En clinique, cette affection s'accuse par des symptômes propres : gonflement, douleur localisée en des points déterminés, douleur provoquée par les mouvements de latéralité et de torsion du pied et par les chocs sur la partie postérieure et inférieure du talon, abcès et fistules, envahissement des gaines tendineuses de la région, etc., qui permettent de poser un diagnostic certain.

III. La thérapeutique doit varier suivant les âges. Tandis que chez l'enfant on peut employer des traitements palliatifs (cautérisation, curetage, tunnellisation, ablation de séquestres, abrasions, ignipuncture, opérations partielles), chez l'adulte ces opérations ne donnent le plus souvent que des récidives.

IV. L'astragalectomie paraît être l'opération de choix : pratiquée dans la plupart des cas chez l'adulte, surtout lorsqu'il y a des signes de retentissement des lésions sur la tibio-tarsienne, et chez l'enfant quand les traitements déjà indiqués ont échoué.

Les excellents résultats orthopédiques bien connus de cette opération, les avantages qu'elle offre pour assurer l'ablation complète de tous les produits tuberculeux qui caractérisent les différentes formes de la tumeur blanche sous-astragalienne et enfin sa bénignité sont autant de motifs qui doivent la faire adopter.

V. Dans certains cas, elle doit être combinée à des opérations complémentaires sur le calcanéum et le scaphoïde.

BIBLIOGRAPHIE

Ollier. — *Traité des résections.*

Ollier. — Communications aux Congrès de chirurgie, depuis 1885.

Gangolphe. — *Traité des maladies parasitaires et infectieuses des os.*

Gangolphe. — Communications au Congrès de chirurgie, 1895.

Kœnig. — *Tuberculose des os et des articulations.*

Guyot. — Thèse de Nancy, 1877.

Rohmer. — Thèse de Nancy, 1879.

Mondan. — *Revue de chirurgie,* 1893.

Audry. — Thèse de 1890.

Lefebvre. — Thèse de Lyon, 1894. *Calcanéites infectieuses.*

TABLE

Lyon. — Imp. Pitrat Ainé, A. Rey Successeur, 4, rue Gentil — 11142

www.ingramcontent.com/pod-product-compliance
Ingram Content Group UK Ltd.
Pitfield, Milton Keynes, MK11 3LW, UK
UKHW020412230726
13925UKWH00004B/1385